＼パパ、僕／

歯医者さんに行ったら YouTuberになれたよ

利益率60%の 歯医者の作り方

原歯科医院院長
原 英次

鴨ブックス

はじめに

はじめまして。

東京は調布市で30年以上、原歯科医院の院長をしている原と申します。

削らない治療、痛くない治療を心がけ、予防にも力を入れている、いわゆる町の歯科医院ですが、はじめてうちを訪れた方は、みなさんかなり驚かれるようです。

と言いますのも、待合室にはYouTubeやＬＩＮＥ、InstagramなどのＱＲコード、さまざまなクイズ、リフティング大会やチョコレートつかみ放題のお知らせなどが掲示され、ガチャ（２０２３年末にはジャンボ宝くじが入っていました）が堂々と鎮座、受付の上のモニターでは当院のYouTubeが放映されています。

「ディズニーランドみたいに楽しい歯医者さんですね」

そう言われる方もいます。

実はこの評価、とても嬉しいんです。

東京ディズニーランドがオープンした年、私は大学1年生でした。はじめて経験したディズニーランドは夢のように楽しく、将来、私のやる歯科医院は、こんな、みんなが笑顔になれるような場所にしたいと思ったものでした。

でもこれは、当院に通う患者さんにとっては普通の光景なんです。

お子さんは、ここで行われるイベントのことを学校でネタにしていますし、治療の様子がYouTubeにアップされれば、クラスのヒーローです。

20歳までの口腔内《こうくうない》の健康が、将来の歯の健康を左右すると言われています。虫歯にならない子どもたちを増やしていくと、成人になっても虫歯にならない。

そうなれば治療というものがなくなるので、本人も嬉しいし、家族も嬉しい。何か問題が起きたからそれを取り除くのではなく、幸せな状態を作って、それを継続していく。

それが私の使命です。

その使命を果たすためにはまず、お子さんはもちろん、ご家族の方が安心して通院できる、人を含めた環境を作らなければいけない。

その思いが、今のこの医院の形につながっています。

今、当院では、およそ8割が予防で、残りの2割が治療です。

8割の予防の内訳は、子どもと大人が50%ずつ。

かつて、歯科医院は、３Ｋと呼ばれていた時代もありました。

〝暗い〟

〝怖い〟

〝臭い〟

ちょっと鼻のいい人でしたら、ホルムクレゾールと言うのですが、歯科医院に行った時にする薬剤の独特の匂いがしないことにも気がつくかもしれません。

これも、患者さん、特にお子さんが、少しでも歯医者さんにネガティブな気持ちを持たないようにするための工夫です。

実は今、歯科医の業界というのは、なかなか厳しいものがあります。

保険診療中心の歯科医院の平均的な利益率は26%、自由診療も取り入れている歯科医院でも45%と言われています。

当院は保険診療中心でやっていますが、利益率は6年くらい前から60%を維持しています。

なぜ、これだけの利益率を出せているのか?

もちろん、理由があります。

何もやらずにこの利益率に到達したわけでもありません。

今回この書籍では、当院の利益率60%の秘密を、全て明らかにしようと思います。

昨今、生活習慣病の予防を含め、健康寿命を延ばすカギとして、歯が注目されています。

言うまでもなく、生活習慣病や肥満などの予防には、栄養バランスを考えながら、多様な食べ物を摂取しなければなりません。

豊かな食生活・健康の維持、病気の予防・疾患の悪化を食い止めるためには、健康な歯の維持が必須です。

そして、町の歯医者さんが元気でないといけません。

そのために、この書籍を書く必要があると考えました。

少しでも、世の中に歯の不具合で苦しむ人が減り、健康的な生活を送ることのできる人が増えるために、この書籍が役に立つことを願っています。

目次

第2章

スタッフと育む予防

051

第3章

予防医療の世界へ　131

第1章

小学校で話題の歯医者さん

YouTubeとガチャとイベント

当院のように、予防を中心にした場合、優秀な歯科衛生士さんがいないと成り立ちません。

歯石の除去、フッ素化合物の塗布から、虫歯や歯周病などの予防処置。

さらには、歯の磨き方の指導から歯の健康指導、生活習慣、食事のことまで……。

子どもの患者だったら、「そろそろブクブクペッができるかな?」と、そこまでやります。

次章で紹介させていただきますが、当院の歯科衛生士さんたちは、その基本的な能力がある上で、患者さんとのコミュニケーションを図ってくれる。

これも後ほど説明させていただきますが、当院の歯科衛生士さんは、完全歩合制です。

こういうことも含めて、スタッフ一人ひとりが、義務やノルマではなく、経営者に近い立ち位置、目線で仕事をしてくれています。

経営者目線があるからこそ、患者さんとのコミュニケーションを取るために、YouTubeでの動画投稿、InstagramやTikTokでの発信、そしてさまざまなイベントで積極的に関わってくれているのです。

実はこの、YouTubeを含めた発信が、当院の重要なマーケティング、地域を巻き込んでいく戦略にもなっています。

ここで、当院のコミュニケーション創出ツールから、ほんの一部を紹介します。

1 YouTubeでの動画投稿

これは2020年にスタートしました。

まだ、コロナ禍の最中ですね。

正直、あまり興味はなかったのですが、YouTube講演家の鴨頭嘉人《かもがしらよしひと》さんと対談をした際に、これはやった方がいいと目覚めました。

スタッフを含めた5人、素人で始めて、1日5本投稿して……。

治療中の子どもの様子を投稿すると、これが大反響でした。

動画にアップされた子どもは、学校で自慢をして、クラスの人気者になる。

それを見たクラスメイトが、やはり自分も動画をアップしてもらいたいので、親にお願いして通院する。

ご家庭でも、お父さんお母さんが見て褒《ほ》めてくれる。

「すごいなあ！　○○がんばったなあ」

「○○は偉いね！　可愛いね！」

コロナ禍では、地方に住むその子の祖父母も、なかなか顔を見ることのできないお孫さんを画面越しに見ることができて、喜んでいました。

YouTubeの動画は、待合室でも流されます。

だからみんな、「あれに出たい!!」となります。

「今カメラ回っている?」と、子どもたちが確認したり……(笑)。

親子で予防歯科に来た方では、お母さんが治療している間、2人のお子さんが「がんばれマーマ! がんばれマーマ!」と、兄弟でずっとママを応援している微笑ましい動画もあったりします。

お子さんは、YouTubeに出たくて当院に通う(笑)。

さらに治療に来る小さな子どもが、やはり自分と同じくらいの年齢の子どもが怖がらずに治療を受けているのを見て、安心して当院に治療に来る。

当院の大切な武器になっています。

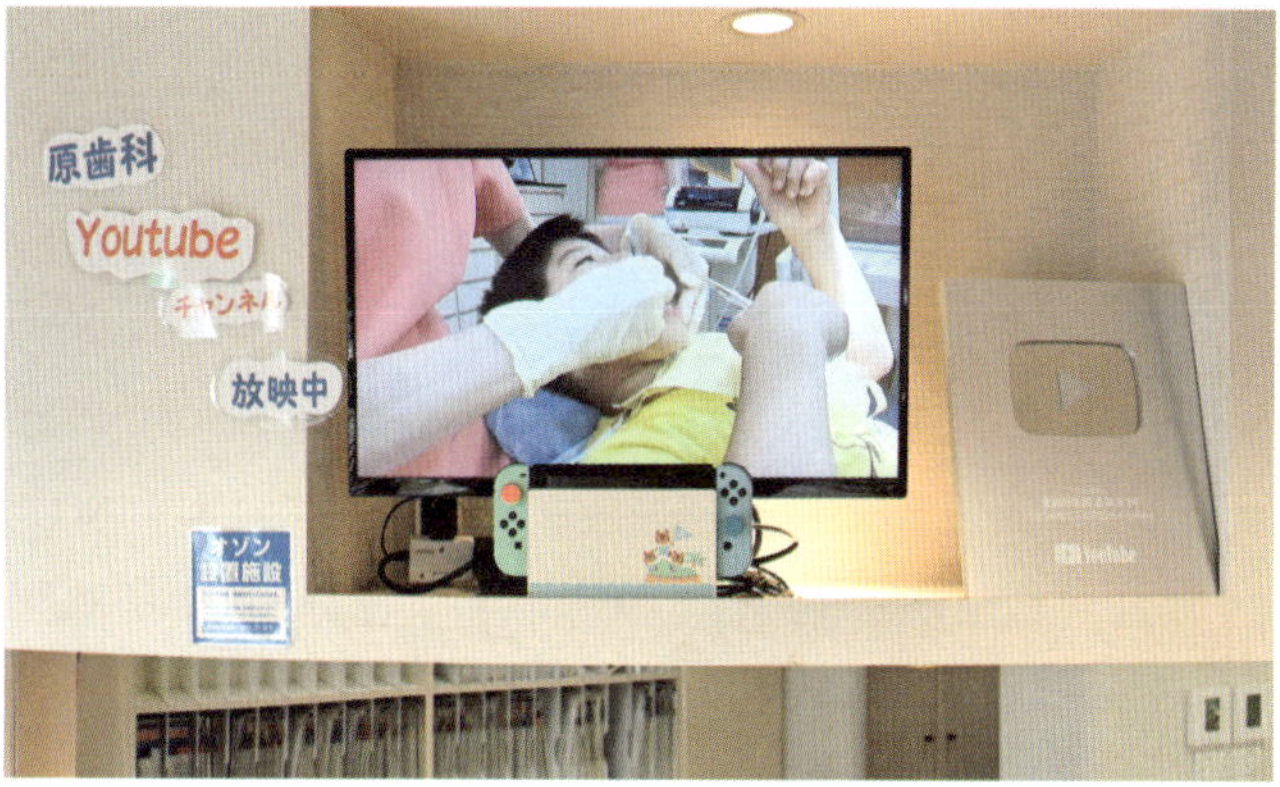

待合室に流されるYouTubeの動画。主役はもちろん、子どもの患者さん。毎日、ほぼ3～5本の新着動画が投稿される

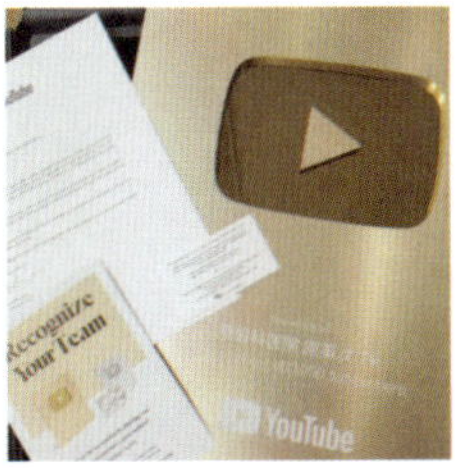

現在のチャンネル登録者数は116万人、動画6174本（2024年8月6日現在）

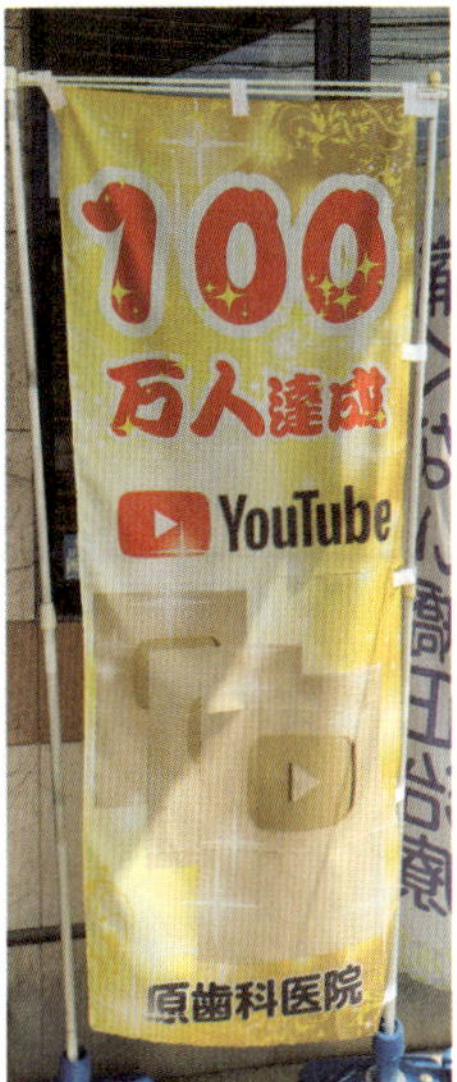

医院の前には「100万人達成」ののぼり

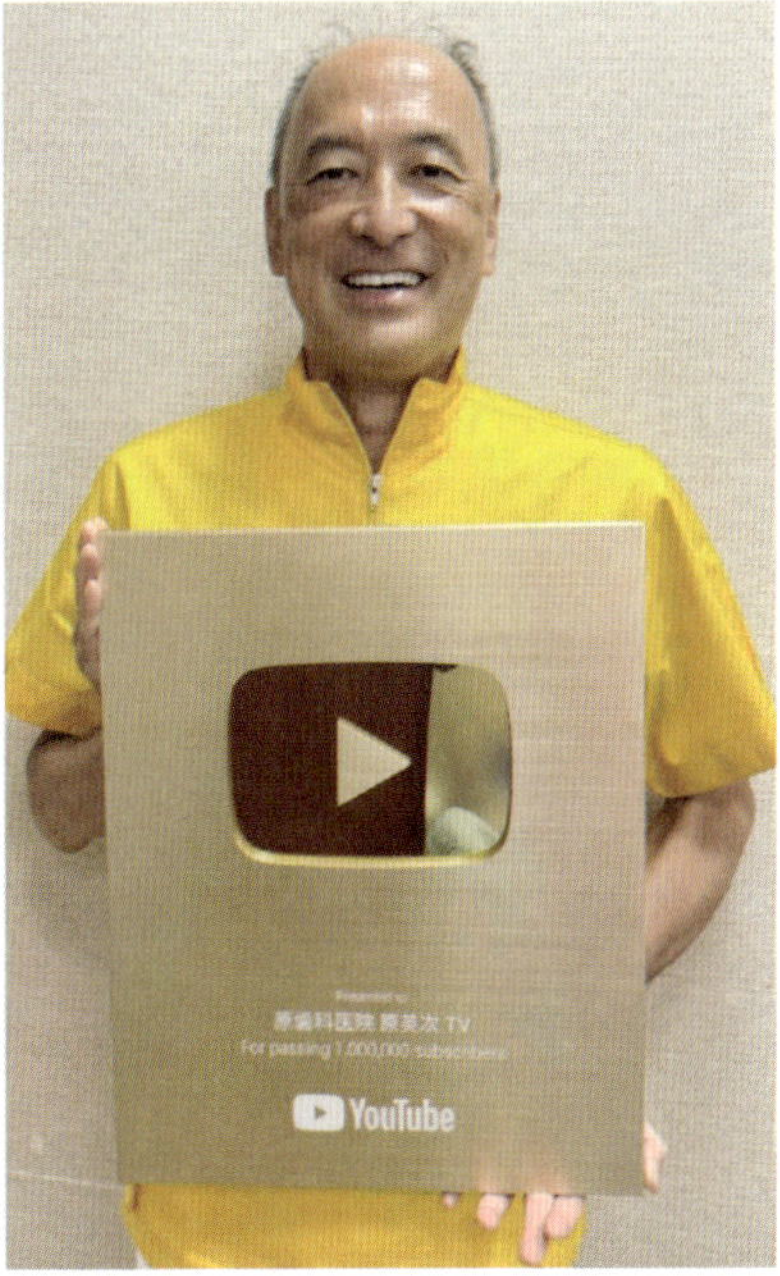

2024年7月にはYouTubeのチャンネル登録者数が100万人を突破！　「金の盾」が贈られた

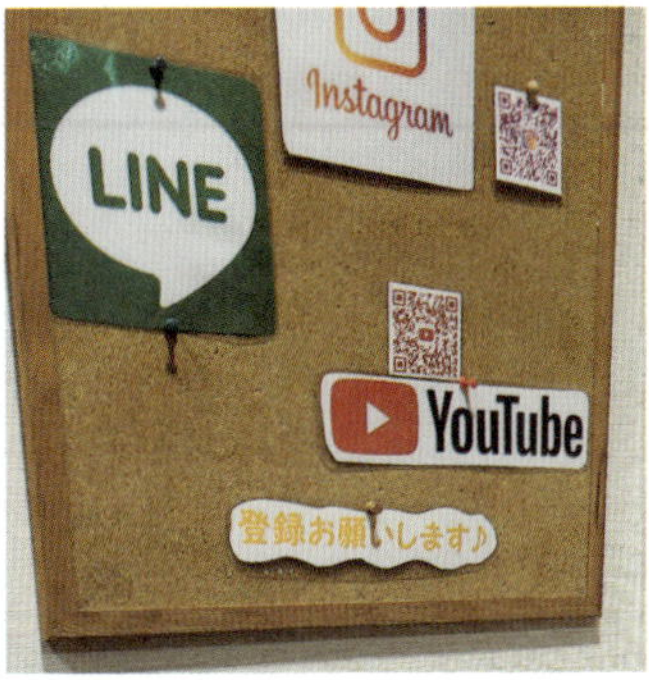

待合室の壁には、YouTubeやInstagramなどのQRコード

2 ガチャ

始めたのは古くて、30年前、1990年代です。

当時、まだ予防についていろいろと勉強、模索していた頃、ある地方の医院がガチャを置いていて、これが子どもに大人気でした。

なるほどと……。

物は試しと、当院でも置いてみたのですが、実は、これが今に至るまで、最大の武器です。

当時子どもだった患者さんは、もう立派に成人して、今は結婚していたりするんですけど、一度、何人かにインタビューしたことがあります。

「小さい頃、原歯科医院で想い出になっているものは何?」

もう、ガチャ一択でした。

ガチャをやるためにウチに来ていたと……（笑）。


今、ガチャは3つあって、一つが待合室に置いてある小学生以下用のガチャです。原価40~50円くらいのおもちゃが入っています。

残念ながら、初診ではガチャは引けなくて、2回目から引けます。

子どもは、待合室で本なんかを読みながら、横目でガチャを見て、診療が終わったら、一目散にガチャを引きに行きます。


もう一つが、中高生予防歯科用のガチャ。

小学校を卒業した後だと何ももらえないのが寂しいという声がありましたので、原価120~130円のちょっと高いのを入れています。

最後に一番原価が高い「ご紹介ガチャ」。

こちらは、患者さんを紹介してくださった人が引けるガチャです。

中身に関してはYさん（120ページ参照）の担当で、自分で業者さんに電話をしてオーダーしていますね。

ちなみに、最近で一番熱かったのは、２０２３年に実施した「原歯科年末ジャンボガチャ」です。

カプセルの中には、本物のジャンボ宝くじが１枚入っていました。

ただ、残念ながら、この１回で終わりにするかもしれません。

というのは、子どもには人気がなかったので……。

「何これ？　つまんない……」で、終わってしまう。

いまさらですが、子どもは、宝くじなんて興味ないんですね(笑)。

原価が３００円かかってしまうことも痛いですし、結局、億万長者も生まれなかったので、１回でいいかなと……。

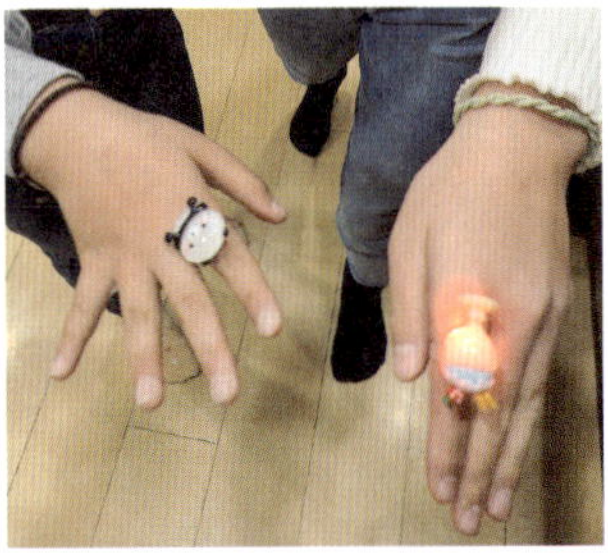

原価40 ～ 50円くらいのおもちゃが入っている

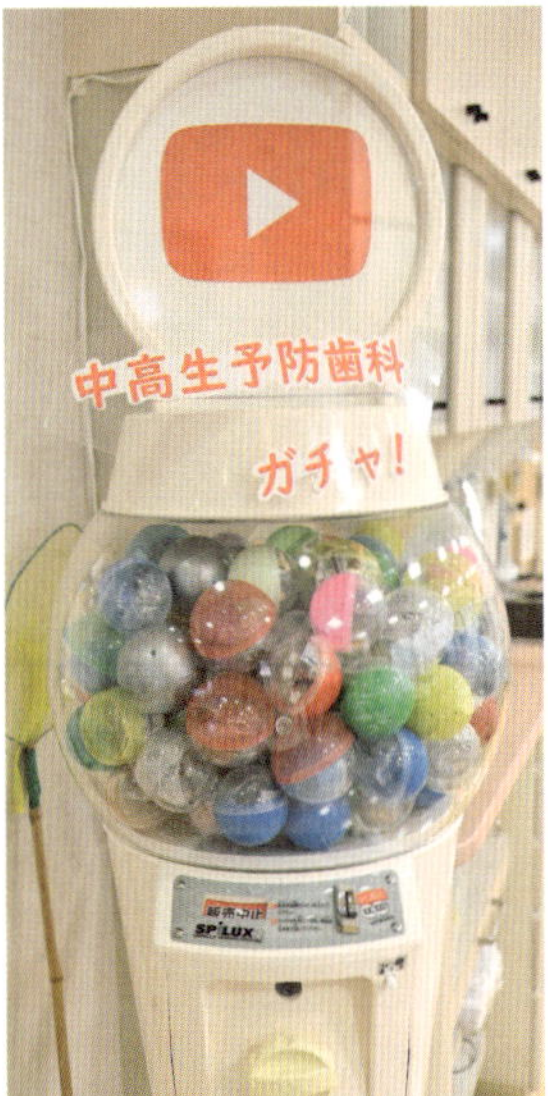

こちらは、中高生用のガチャ

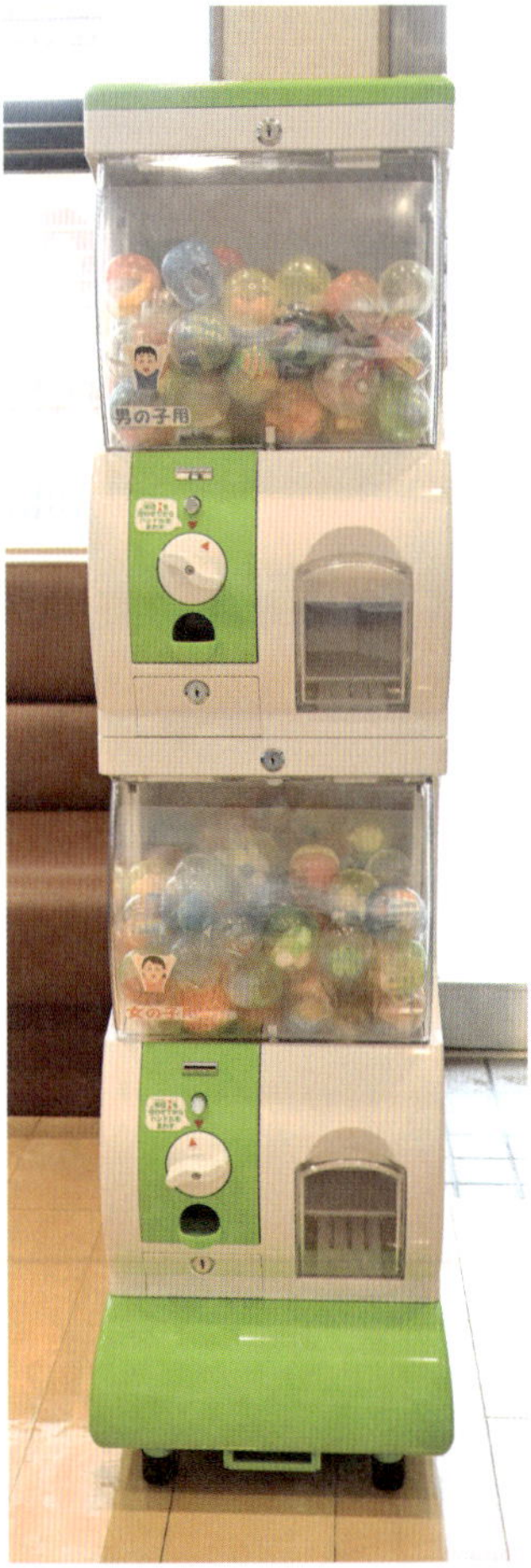

待合室に置いてある、小学生以下用のガチャ。予防の処置を終えた子どもが駆けつけてくる

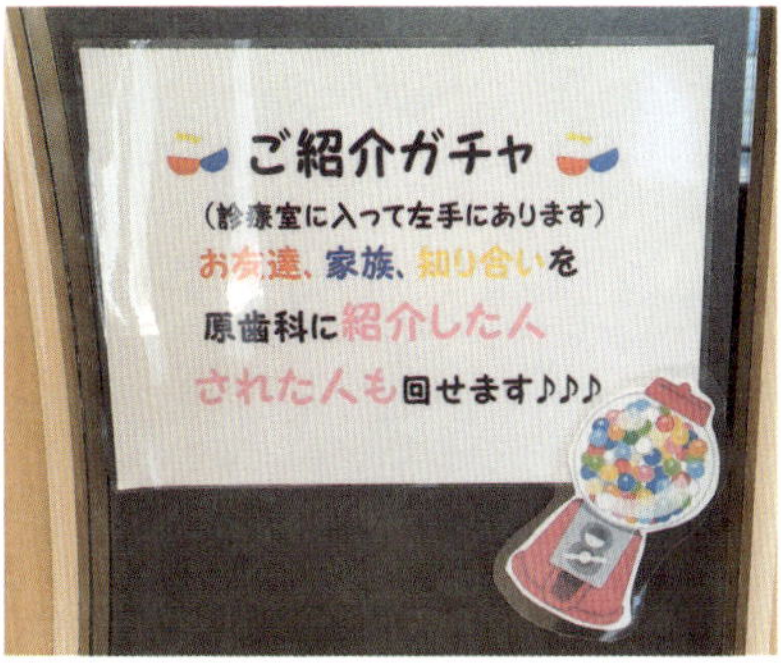

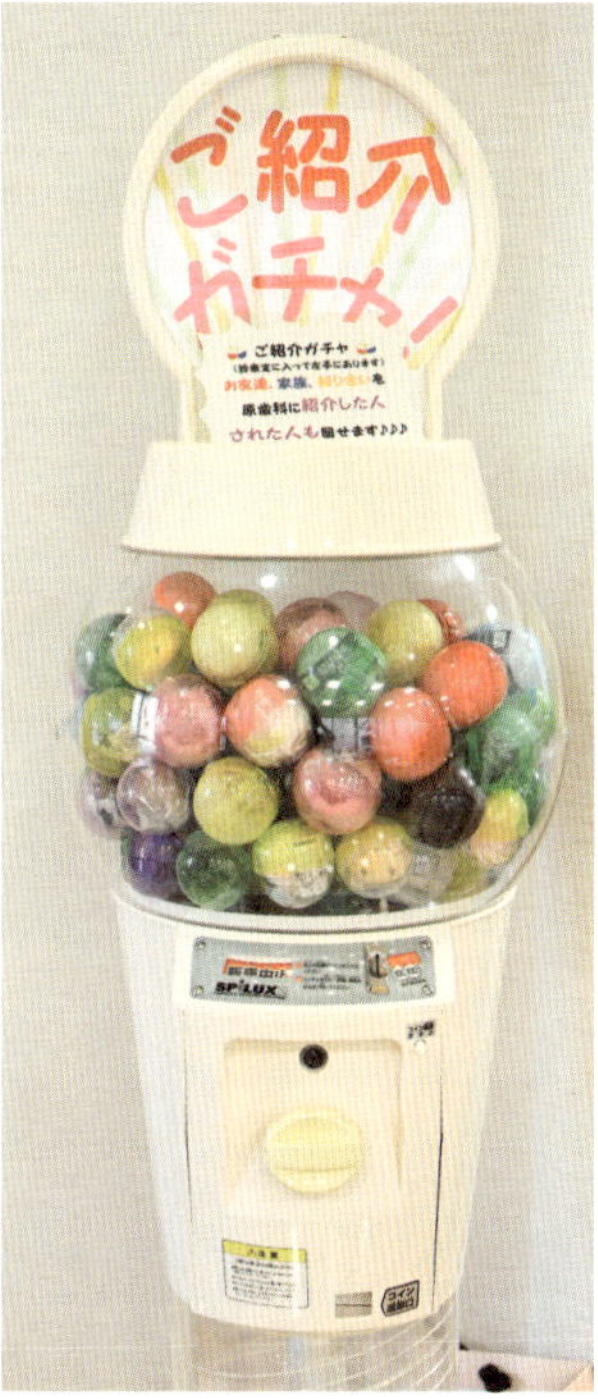

ご紹介ガチャ

2023年年末のジャンボ宝くじガチャ。大人には好評も、残念ながら子どもには不評でした

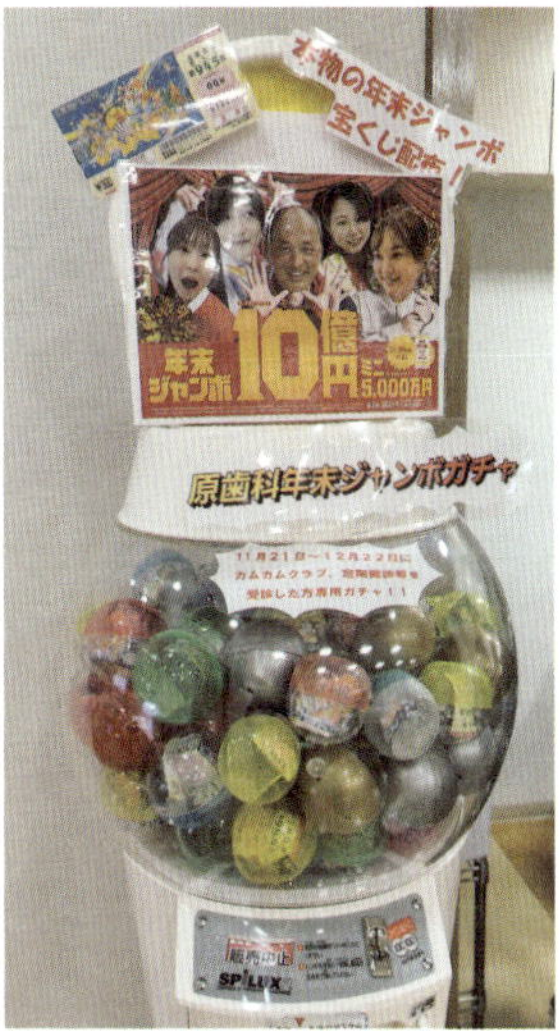

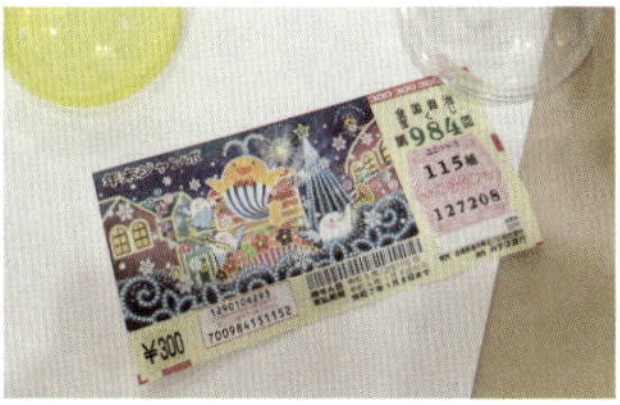

❸ カムカム感謝祭

今、コロナの後はやっていないのですが、当院で一番歴史のあるイベントです。

このイベントの前に、「お母さん歯医者さん探検隊」というイベントをやりました。12年前です。

お母さんを患者にして、子どもはその時10人くらいでしたけど、ちゃんと白衣を着させて一緒に歯の型取りをしました。

この時に白衣を着た男の子は、もう大学生になっています。

これが好評で、お母さんなどのご家族を巻き込んだイベントはいいなと気がついて、翌年から始めたのが「カムカム感謝祭」でした。

1年間で一番、日曜日で雨の降らない日を調べて、母の日か、母の日の1週間前くらいになるのですが、1日4回、1回1時間で12~13人でやります。

その1年間でいろいろ買ったお人形や本を、パターゴルフの景品として全部放出。

あと、ヨーヨー釣りに綿あめもやりました。

そして、お菓子のつかみ取り。

ポップコーンの機械も用意しましたね。アマゾンで安く売っていたのですが、本格的なポップコーンマシーンでした。

スタッフもいろいろとアイディアを出してくれる。

それをちゃんと写真に撮って、アルバムにして、待合室で誰でも見られるようにしています。

放出品もそうですが、なるべく経費がかからないようにしているのですが、スタッフの休日手当やその後の打ち上げ代なども入れると、80万円くらいかかっていましたね。

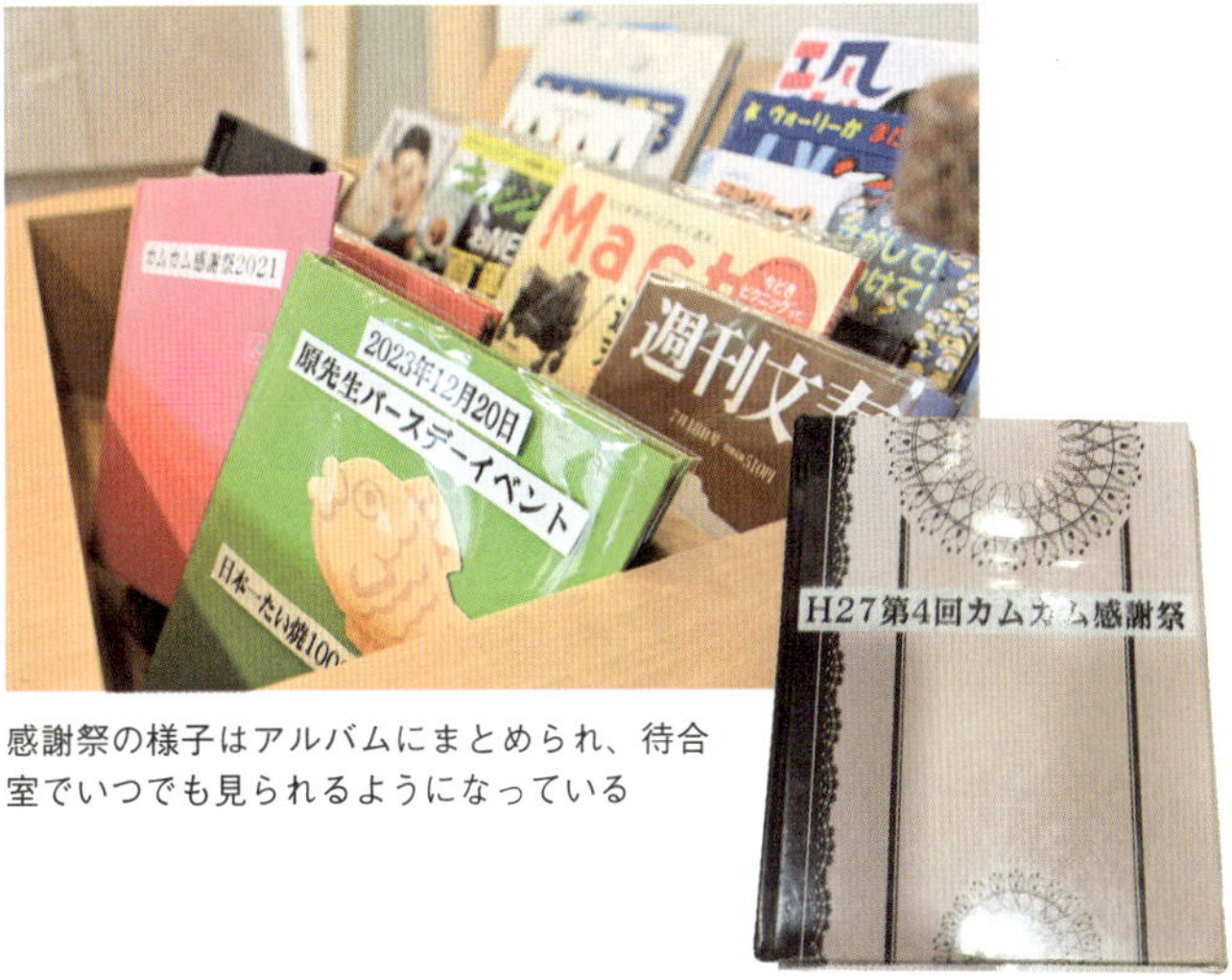

感謝祭の様子はアルバムにまとめられ、待合室でいつでも見られるようになっている

4 チロルチョコのつかみ取り

これもコロナで休止していたのですが、今年（2024年）から再開しました。

通常は私の誕生日、12月21日前後の1回なのですが、今年はバレンタインデーとホワイトデーにそれぞれ5000個のチョコレートを用意して開催しました。

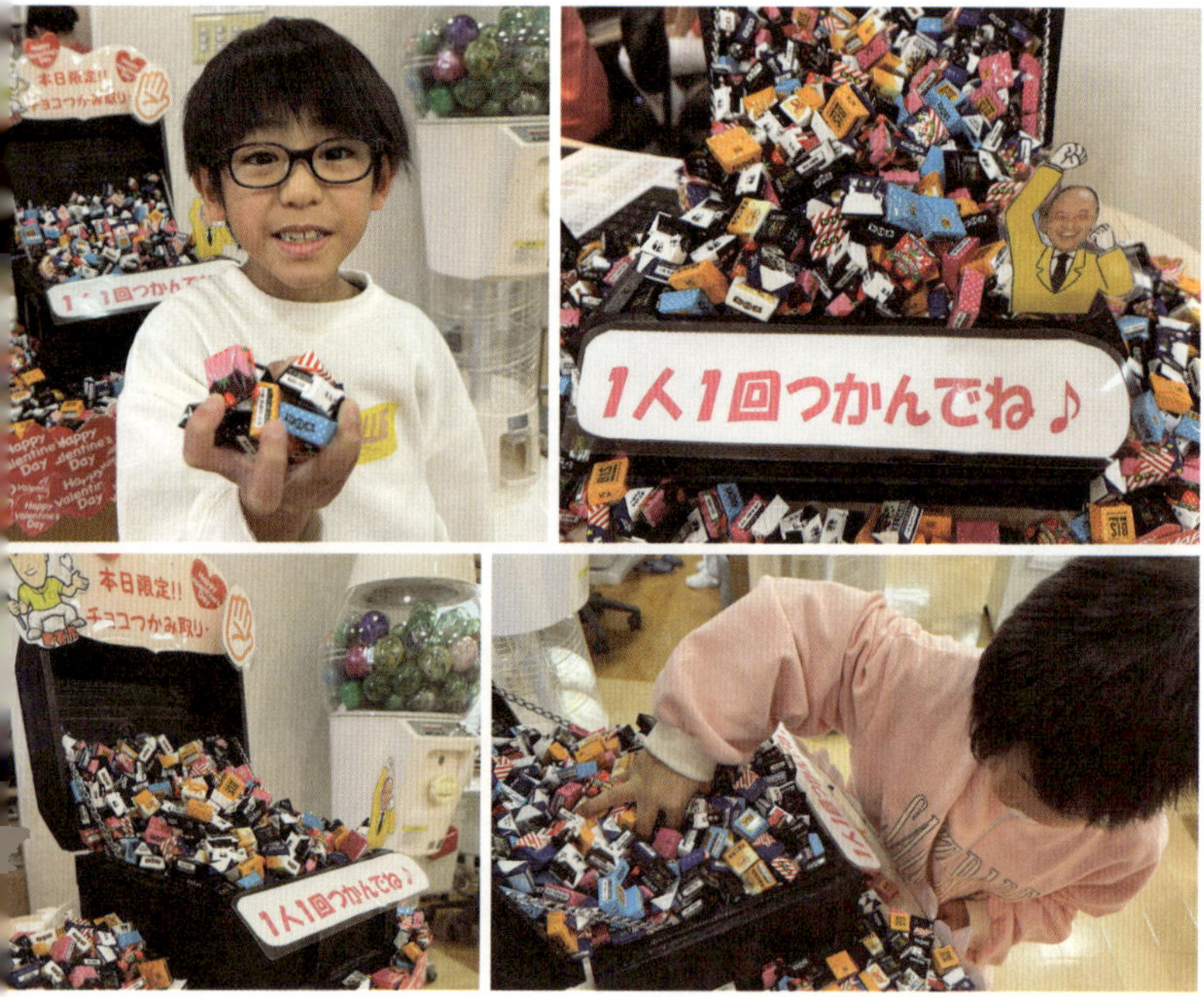
本日限定!!
チョコつかみ取り
1人1回つかんでね♪
Happy Valentine's Day

5 たい焼きイベント

「日本一たい焼」の山本隆司《やまもとりゅうじ》さんに協力していただき、２０２３年12月に、この医院の前に前の晩、兵庫から車で乗り付けていただき、計１０００匹のたい焼きを配りました。

これは、人気でした。

YouTubeのチャンネル登録者数が１００万人を超えると、「ゴールド(金)の盾」がもらえるのですが、今年、これをクリアしました。

そのお祝いにまた、たい焼きの配布をしようかと考えているところです。

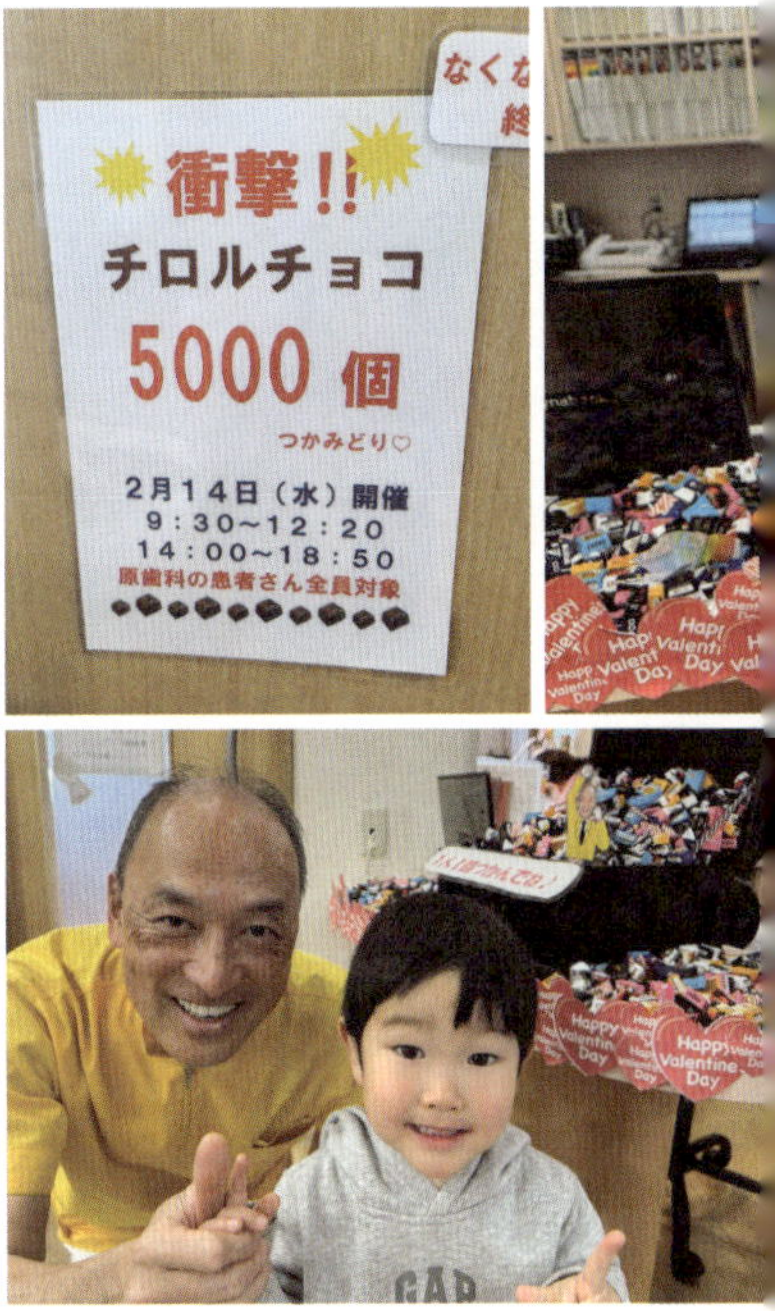
衝撃!!
チロルチョコ
5000個
つかみどり♡
2月14日（水）開催
9：30～12：20
14：00～18：50
原歯科の患者さん全員対象
Happy Valentine Day

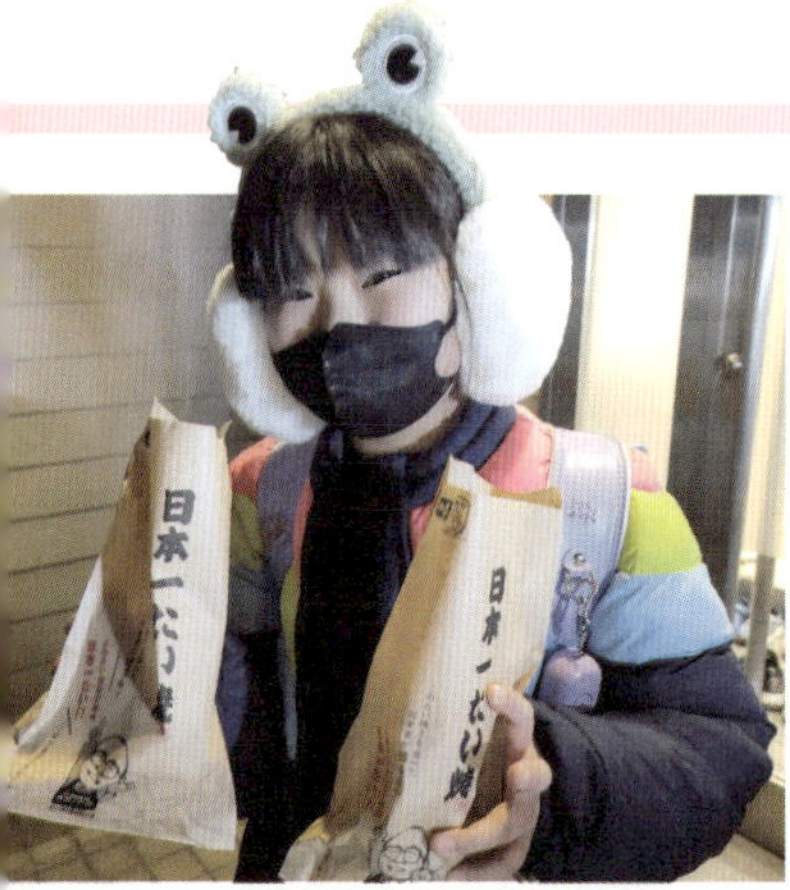
日本一たい焼
日本一たい焼

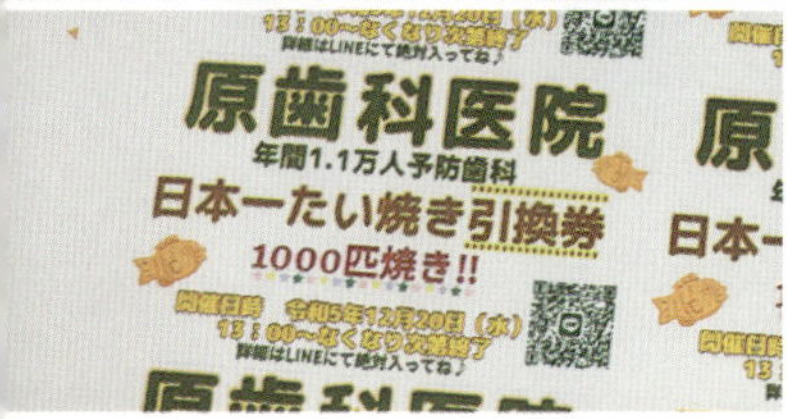
原歯科医院
年間1.1万人予防歯科
日本一たい焼き引換券
1000匹焼き!!
開催日時　令和5年12月20日（水）
13：00～なくなり次第終了
詳細はLINEにて絶対入ってね♪

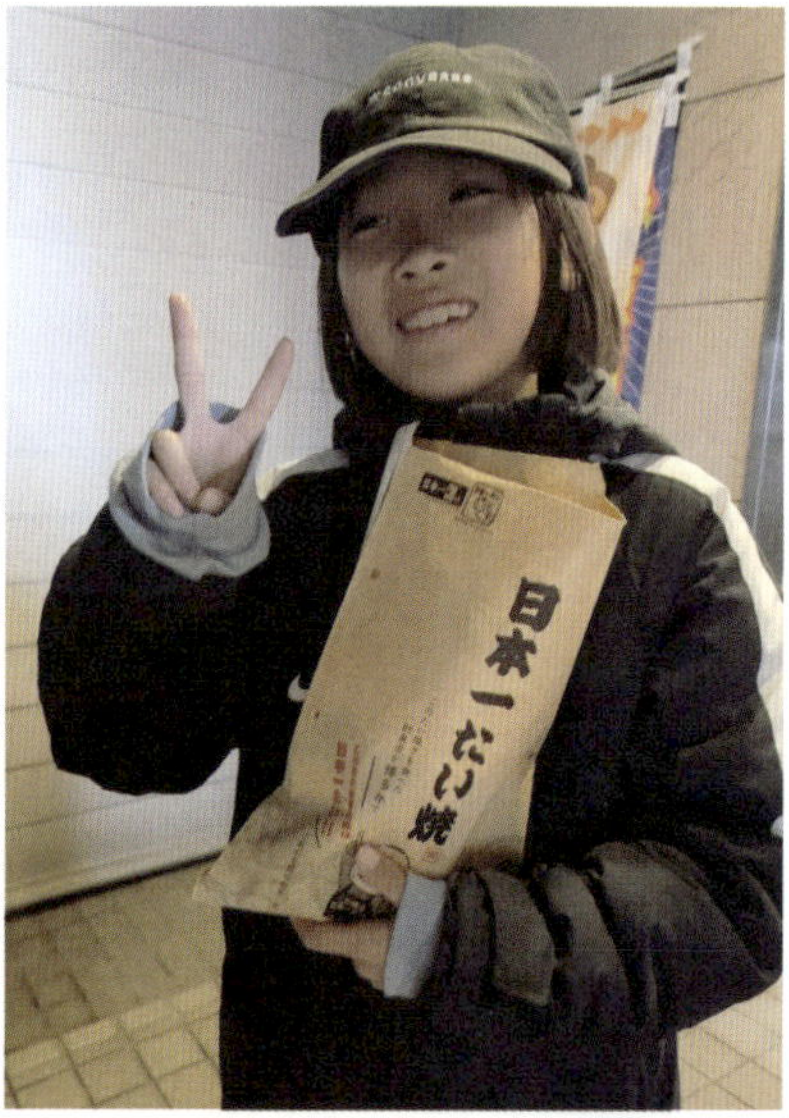
日本一たい焼

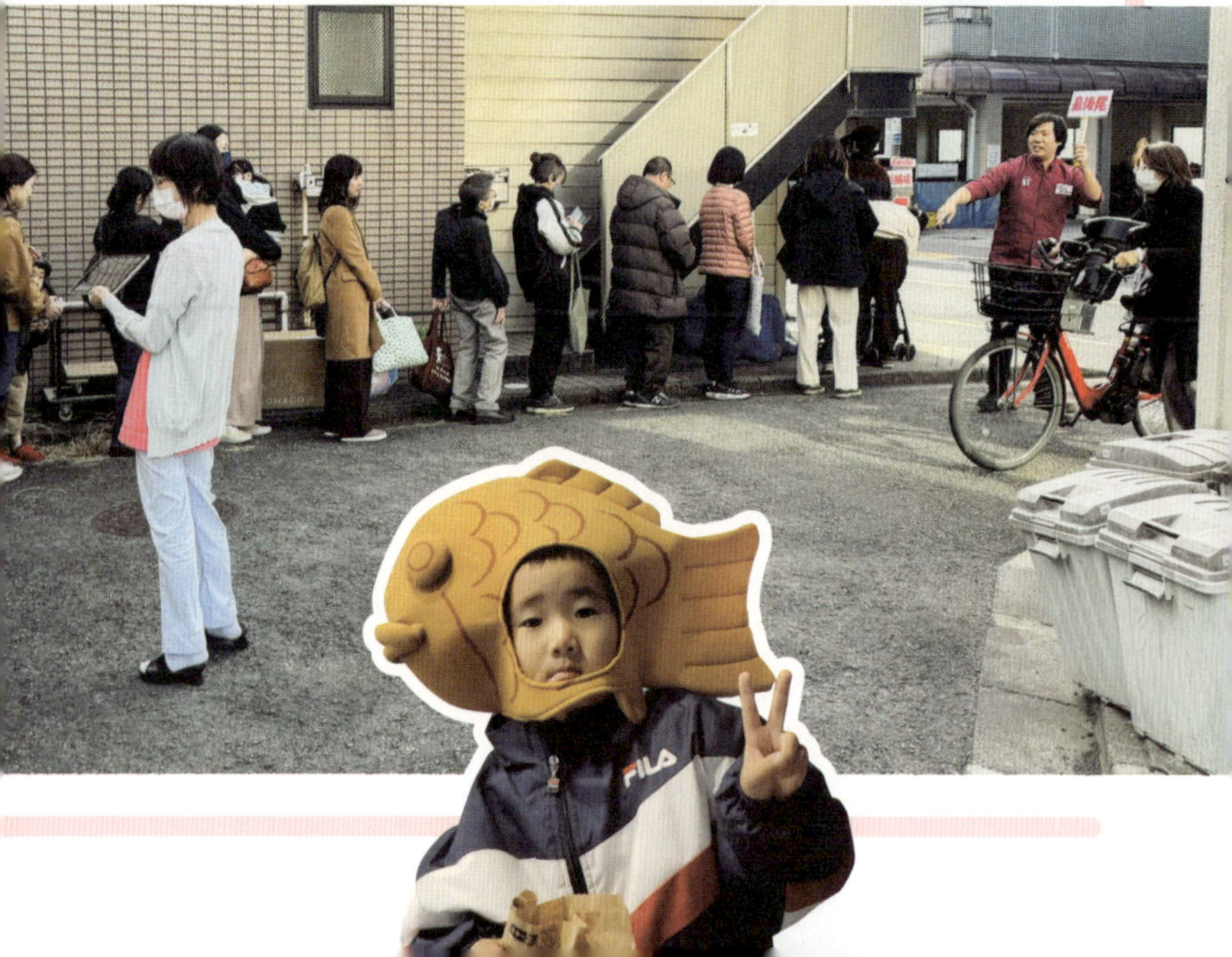
最後尾
FILA

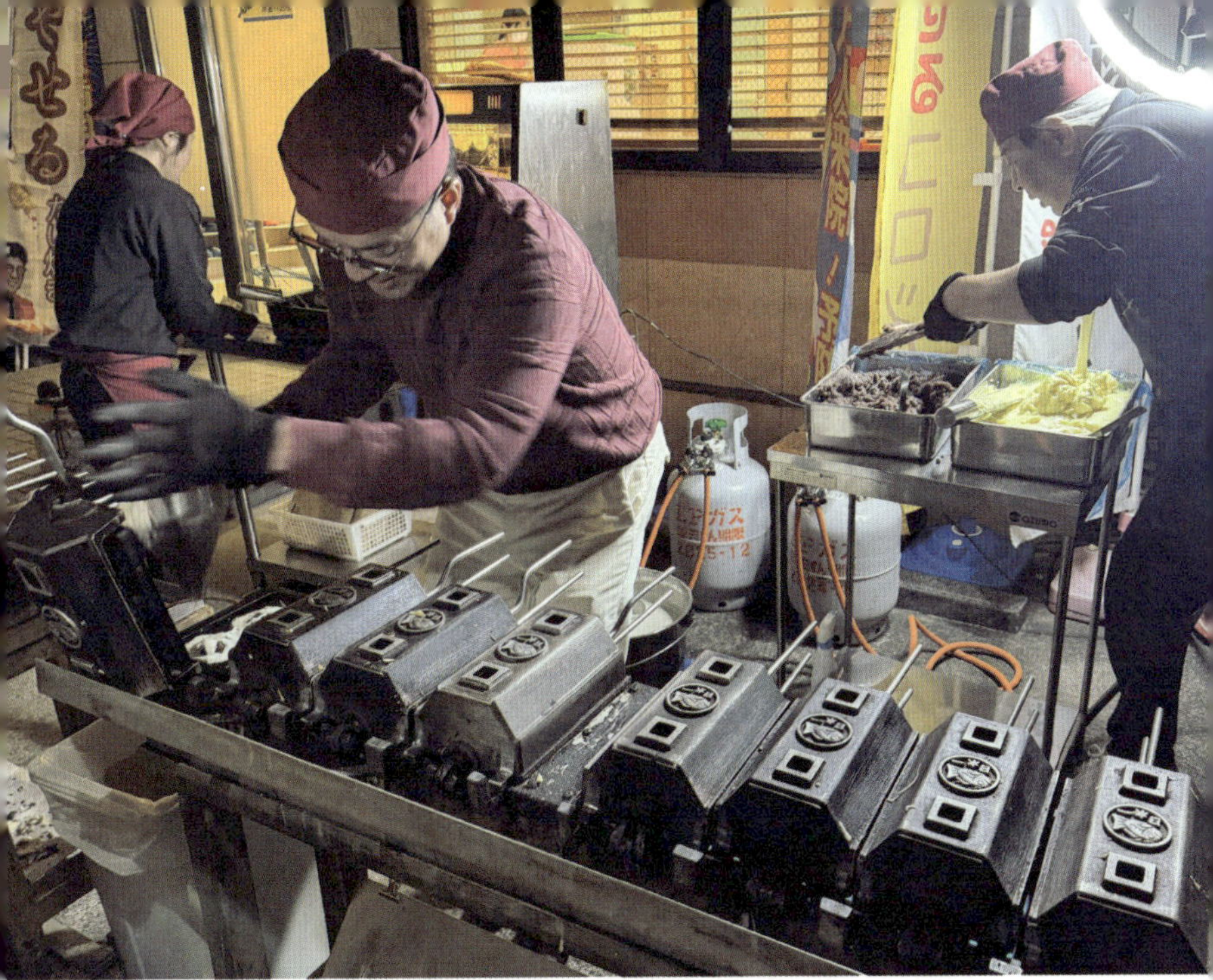

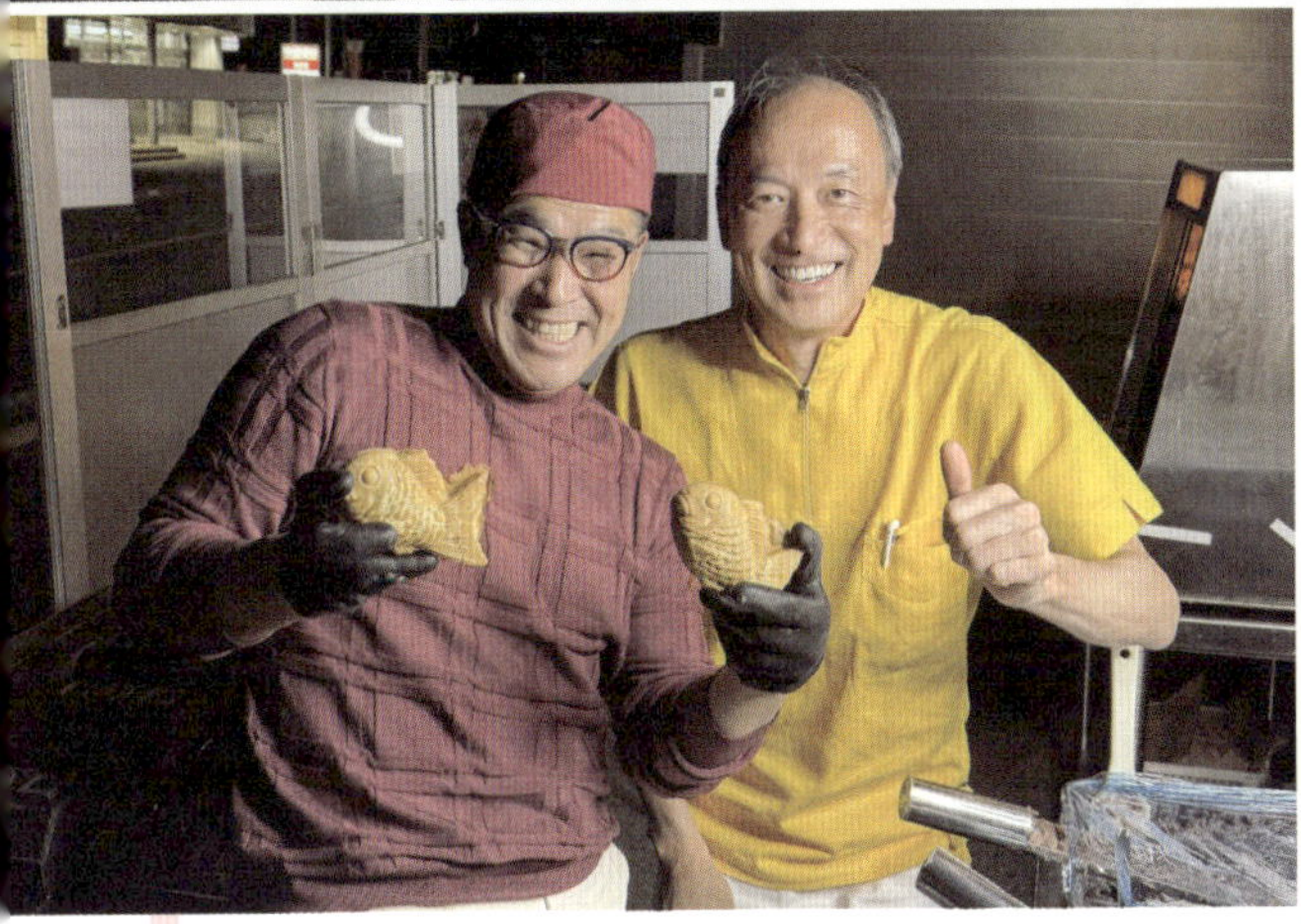

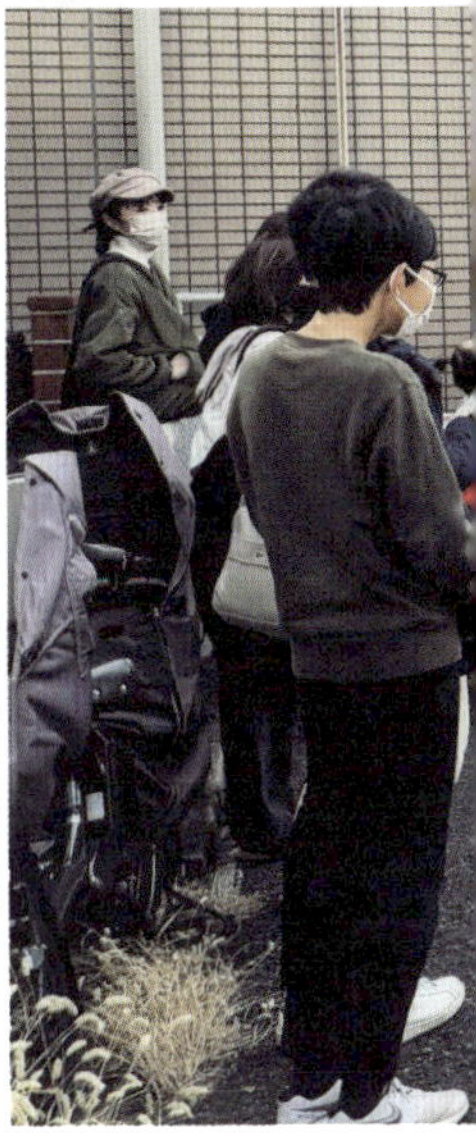

6 リフティング大会

私が元サッカー部ということもあるので、独断と偏見で、毎夏、小学校の夏休みの間にリフティング大会を催します。

基本的には、予防に来た時にできるようにして、部門を「乳幼児」「小学1～6年生」「中学1～3年生」「高校1～3年生」「成人男性」「なでしこ」「マタニティ」「女子大生」と、計17部門の中で競います。

入賞者には、各部門、原価500円程度のものですが、チョコレートなどのプレゼントもあります(笑)。

わざと空気を入れていない(入れると上手い人は何回でもできてしまうので……)1号球で、院内のどこでも好きなところでやります。

クラブチームに入っているような子で、70回ぐらい。

普通はだいたい、4～5回で優勝ですよ。

「マタニティ」の赤ちゃんを抱いた女性は3回で優勝していました。

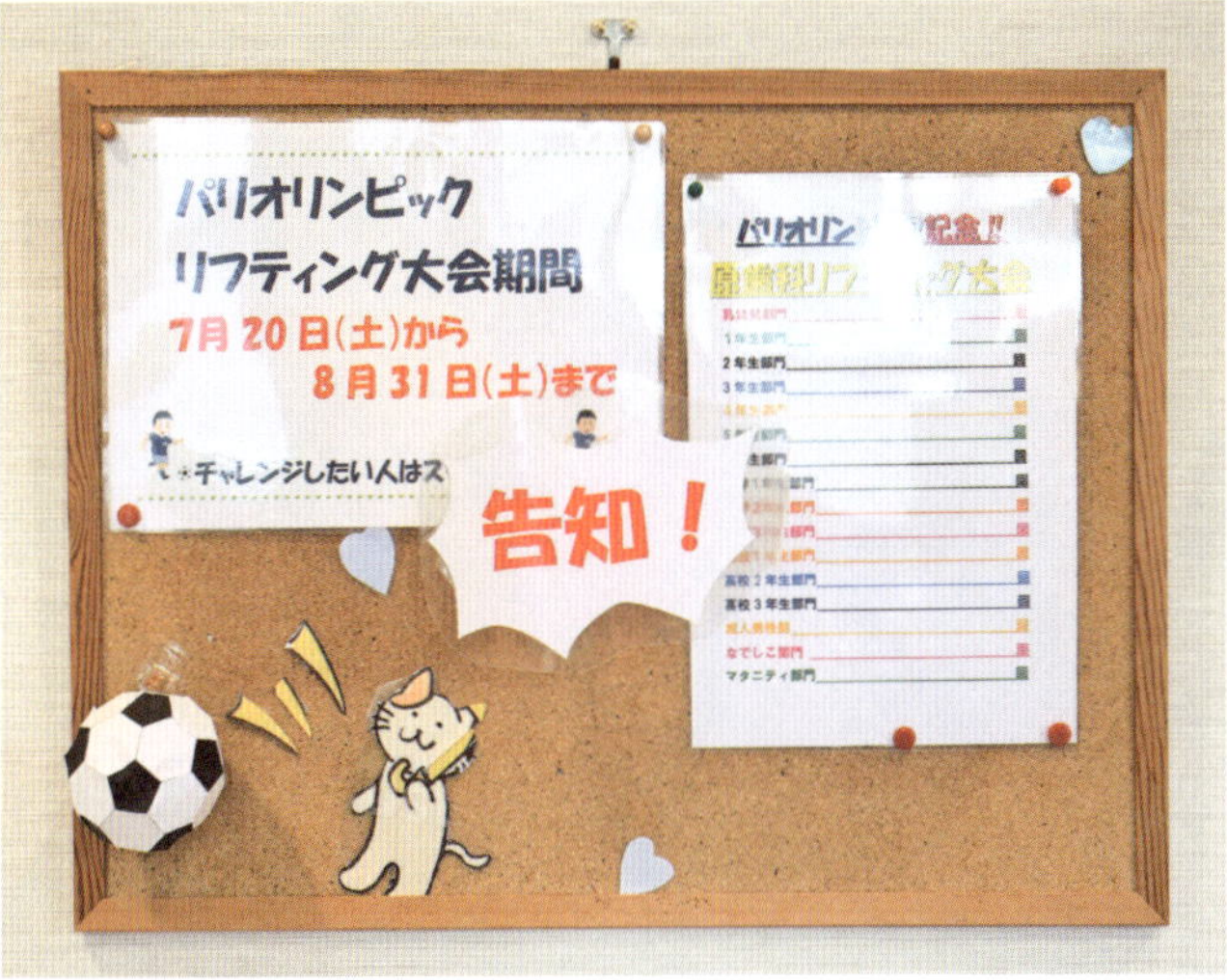
パリオリンピック
リフティング大会期間
7月20日(土)から
8月31日(土)まで
告知！

待合室のリフティング大会の告知

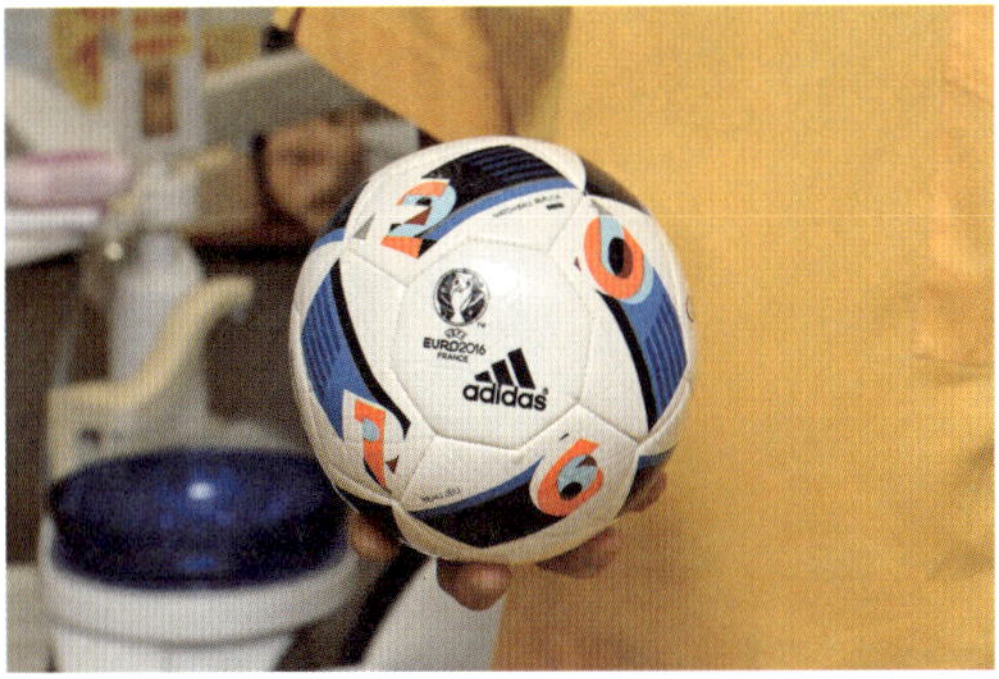
EURO2016
adidas

空気を抜いた1号球で行う

7 クイズ

3カ月に一回、「まちがいさがし」などのクイズもやります。

なぜ3カ月に一回かというと、保険のルールで、予防は3カ月に1回がいいということになっていて、そのサイクルに合わせているからです。

予防に来た患者さんがクイズをすると、3カ月後にまた来院して、そこで結果を確認して、当たっていれば何か景品がもらえる。

これを続けることで、予防で歯科医院に来ることの習慣づけもできるんですね。

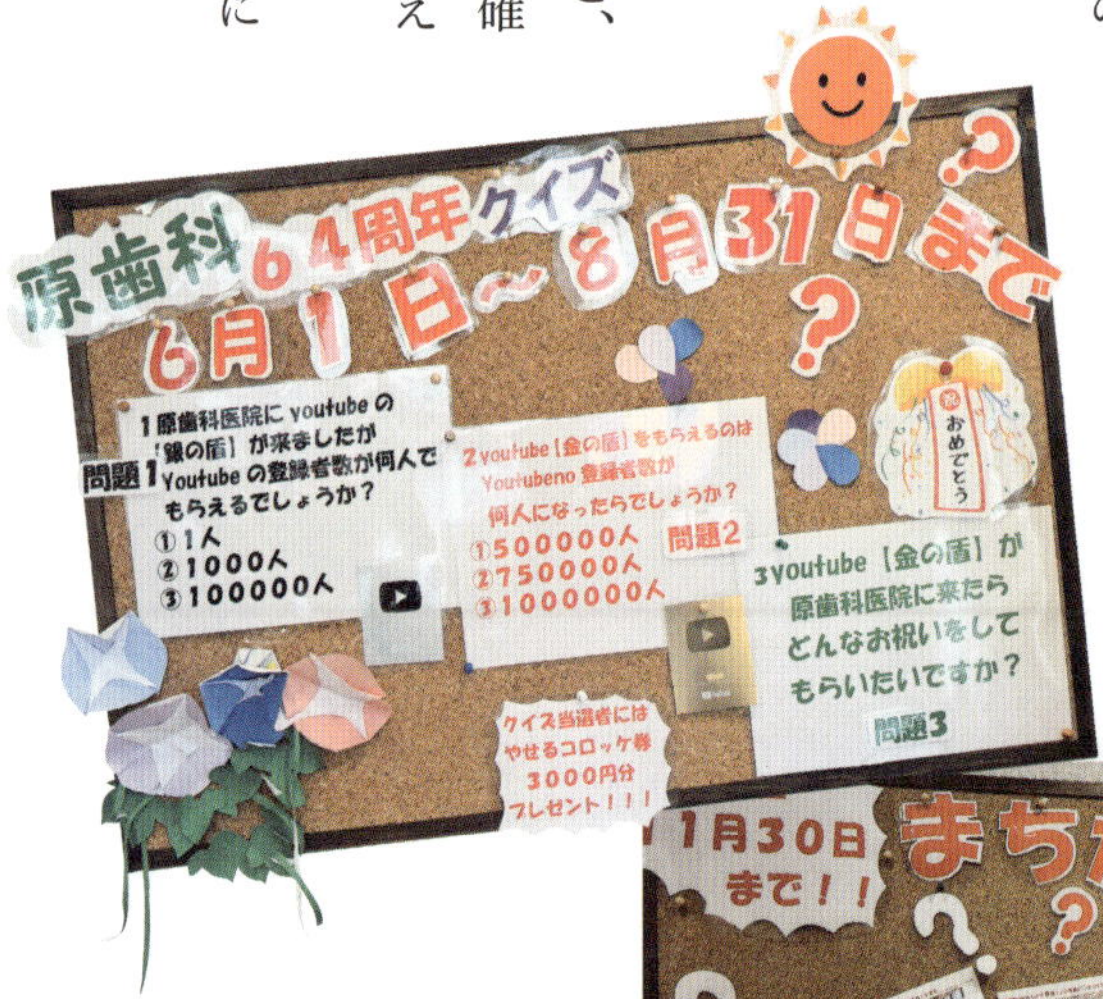

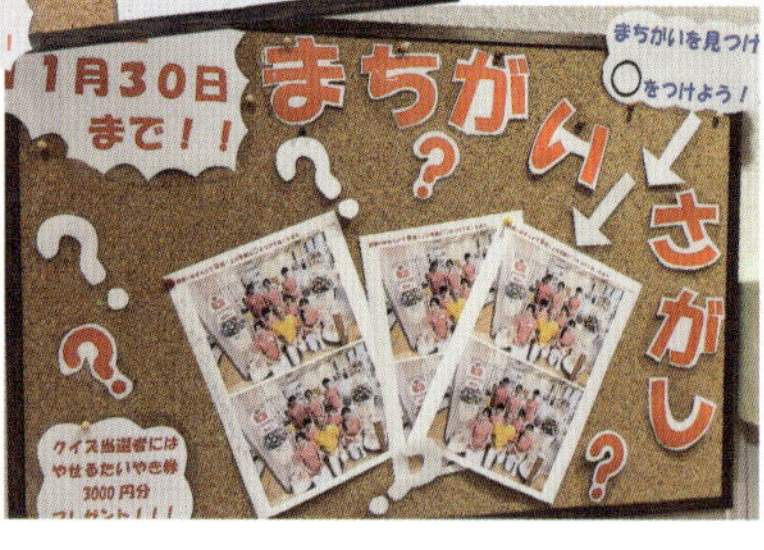

3カ月ごとに、さまざまなクイズが掲示される

8 みそきん

大人気で、まったく手に入らない2023年上半期のフード業界最大のヒット商品「HIKAKIN PREMIUM みそきん 濃厚味噌ラーメン」。

可能な限り入手し、さりげなく受付に置いておきます。

こんなものでも、会話の糸口になりますね。

それ以外にも、さまざまな小さなおもちゃが、診察台まわりにも置いてあります。

説明をしないところがミソですね。

そうすると、子どもは聞いてきます。

そこで会話が生まれる。

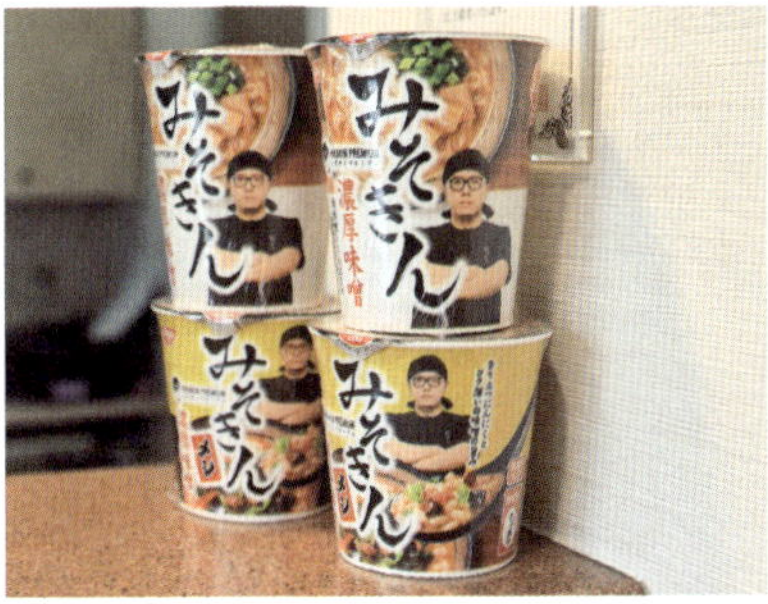

みそきん

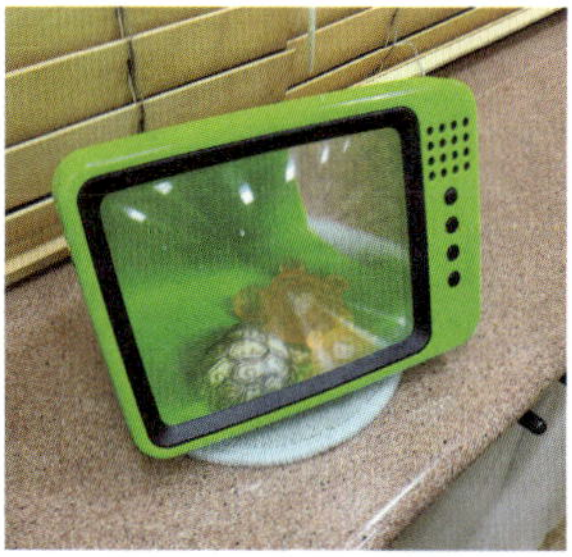

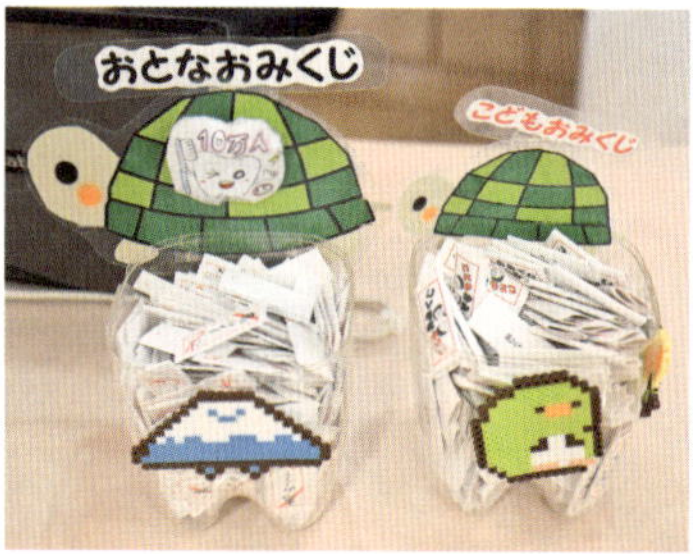

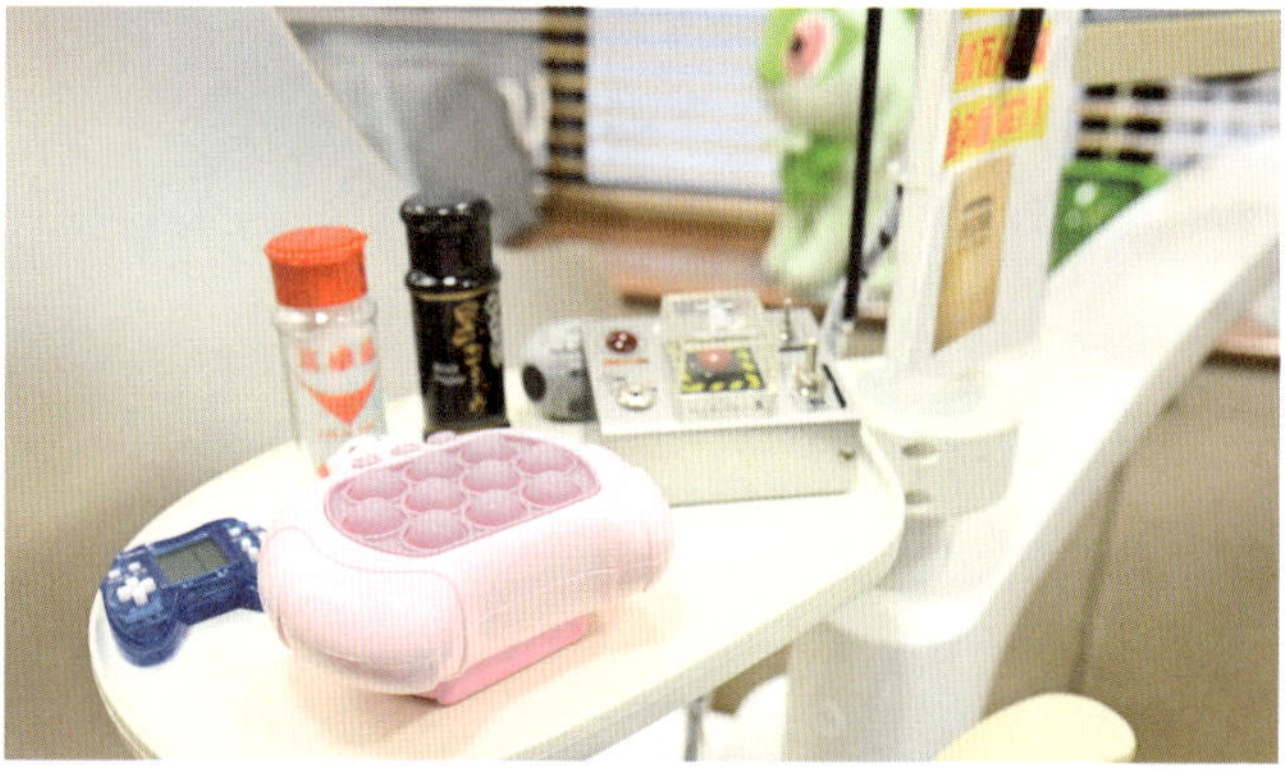

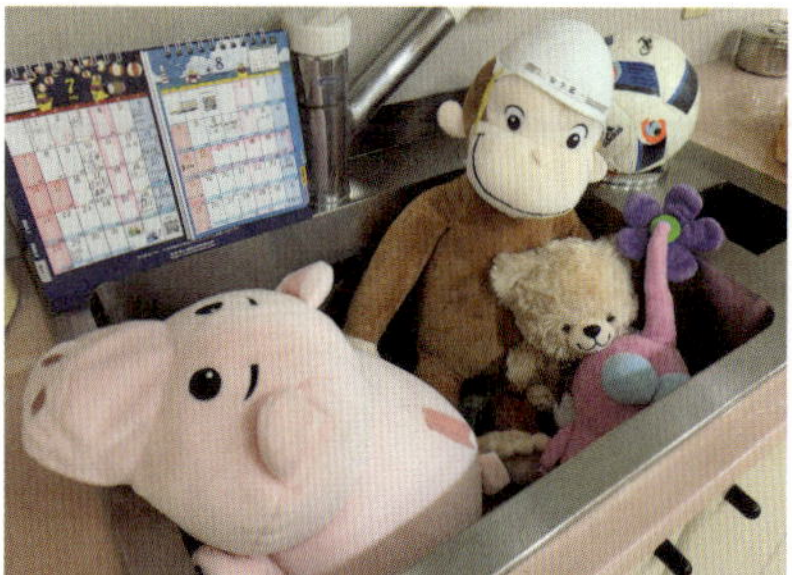

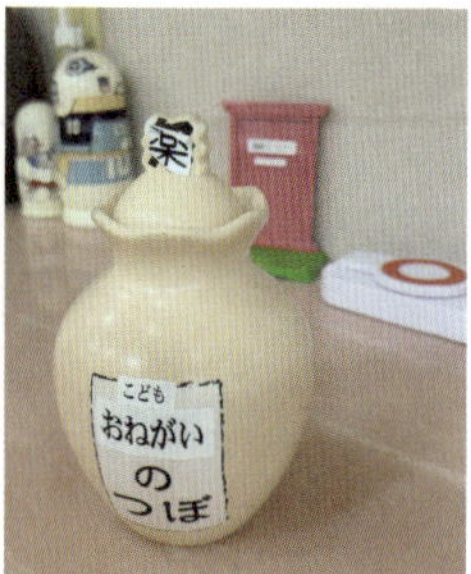

診察台など、あらゆるところにおもちゃも置かれる。ここから会話も始まる

9 アイアンマンフェスタ

こちらは、コロナの影響で野川のライトアップ業者が開催を中止しているので、現在は行っていないのですが、毎年行われていた近くの野川沿いの桜のライトアップのイベント（2万人以上が来場）に合わせて開催していました。

当院待合室にアイアンマングッズを飾り、ライトアップします。

当院はバス通りに面していることもあり、桜のライトアップを観に来る人を楽しませていました。

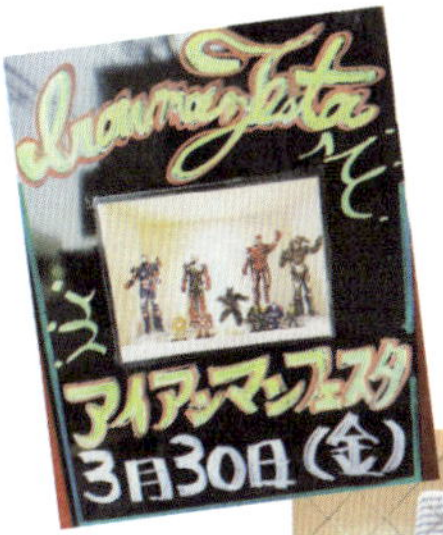

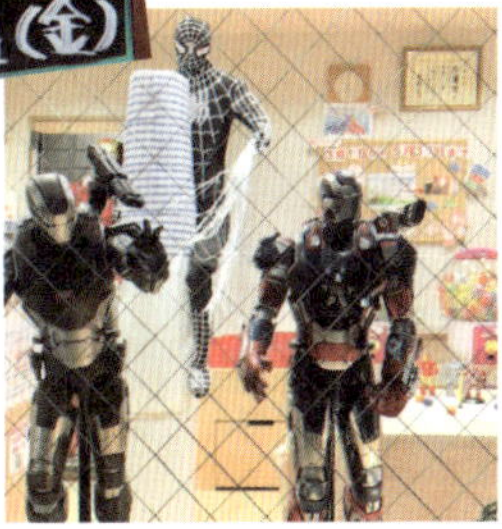

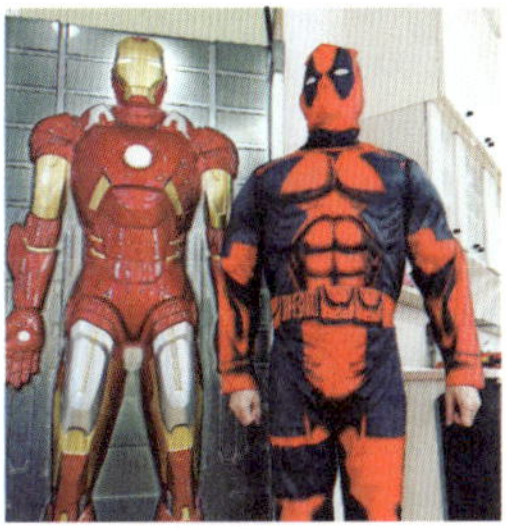

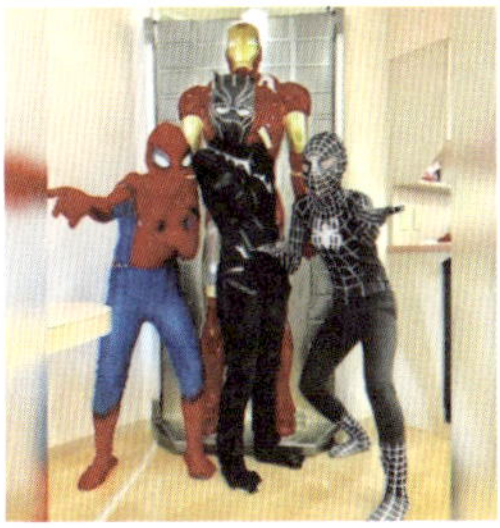

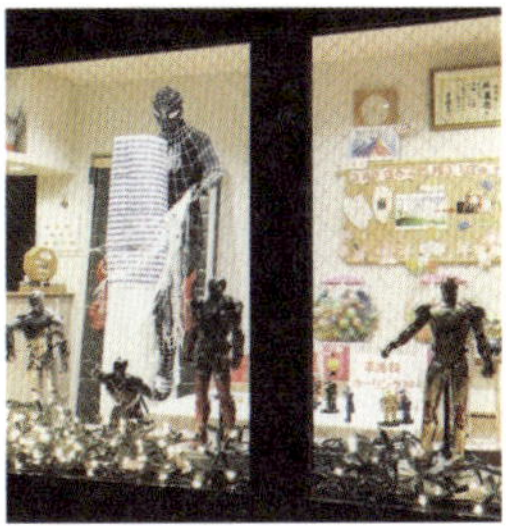

地域をなごませる歯医者

要は、コミュニケーションの創出と循環なんです。

ガチャのところでも書きましたが、子どもはガチャをしたいがために当院に来る。YouTubeに自分の動画が上がれば、学校で自慢する。

そのほか、「みそきん」など、医院内だけではなく、学校でも家庭でも会話が生まれる仕組みを作ってある。

学校へ行った時に、今回はこれをもらった、今度はこういうイベントがあるという情報が、子どもの間でも交わされる。

子どもたちがあまりにも当院を大好きなので、たとえばイオンショッピングセンターに家族と車で行く時、原歯科の前を避ける家族もいるようです。

当院の看板が見えると、子どもがうちに来たくなってしまうからなんですね(笑)。

当院の利益は、地域で循環させることにも留意しています。

チロルチョコのつかみ取りや、たい焼き券もそうですね。

それなりの費用はかかるのですが、患者さんもスタッフも喜びますので、毎回やります。


当院の前に、コロッケののぼりがありますが、実はこのコロッケを売っているお肉屋さん、私の小学校時代からの友人です。

昔はこの辺も、布団屋さん、理容室、酒屋さんといったお店がある商店街だったんですけど、どんどんなくなっていってしまった。

寂しいですね。

そしてそんな町も、コロナ禍に見舞われます。

ある平日にスガノ精肉店に行くと、家族経営のスタッフがみんな沈み込んでいました。

その光景を見て「これは、大変なことになっている!」と感じました。

スガノ精肉店は調布市内のほぼ全ての小学校、中学校、保育園、幼稚園等に肉を毎日おろしていました。

それがコロナですべて中止になりました。

この状況をどうにかしないといけない、何か一緒にできることはないかと考えたのが、コロッケ券でした。

２０２０年５月７日から、来院した患者さん全員に「やせるコロッケ３００円券」をプレゼントすることにしたのです。

なぜ「やせるコロッケ」かというと、お肉屋さんのお客さんは、ほとんどが女性、つまり主婦です。

女性は「痩せる」という言葉が大好きですから、あくまでもシャレでの命名でした。

何よりも、スガノ精肉店の売り上げに貢献したかったですし、コロナ禍で疲弊した患

医院の前にはためく「やせるコロッケ」ののぼり

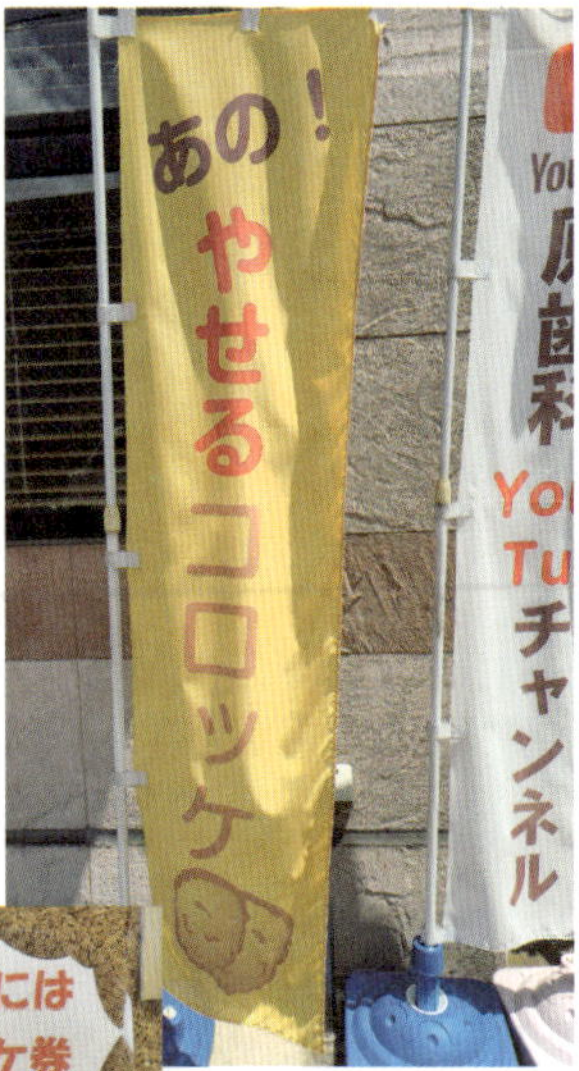

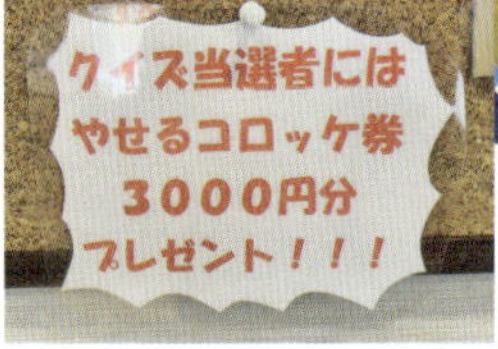

コロッケ券はクイズの景品にもなる

者さんに少しでも元気になってもらいたかったからです。

友人には報告なしで、最初は50円券をガチャのカプセルに入れて。

でも、50円だとインパクトがないので、最終的に300円券にしました。

これだと、家族4人が予防で当院に来ると、一人1枚ですから、トータル1200円分になります。

夕食代浮きますよね？

こういう形で、当院に落ちてきたお金は、なるべく患者さんとスタッフ、さらには地域に落としていくようにしたかった。

このコロッケ券での売り上げが助かったと、後からお礼を言われた時は、小学校の時からの友人の、そして地域の役に少しでも立てて嬉しかったものです。

こういう循環が大切なんですね。

要はコミュニケーションです。

そして、そのコミュニケーションの肝にいるのが、歯科衛生士をはじめとした、当院のスタッフなんです。

コロナ対応

コミュニケーションと発信力ということで言えば、コロナ禍の真っただ中、当院はどう動いたか。

是非、ご紹介したいと思います。

2020年4月7日に緊急事態宣言が出された翌日から、患者さんからのキャンセルが続出し、予防歯科の予約がほぼゼロになりました。

どこの歯科医院にも患者さんは来ないようになりました。

情報によると、コロナウイルスは喉に付着することがわかりました。

いろいろと調べてみると、口腔内《こうくうない》のプラークがコロナウイルスに悪影響を及ぼすこともわかりました。

そうであるならば、口腔内のクリーニングが重要と考え、逆に定期クリーニングに来るように患者さん専用ＬＩＮＥに積極的に情報を流しました。

この時、ラッキーなことにウイルスを不活性化するオゾン発生装置を導入することもできました。

この装置を待合室に１台、診察室に１台設置して新型コロナウイルス感染症対策に対応しました。

これは、歯科に限ったことではありませんが、私は、病気予防の基本的な考え方は自己免疫力を上げることだと考えています。

昔から言われている、

1　栄養をとる
2　睡眠をとる
3　適度な運動をする

この３つを大切にすることです。

これに加えて口腔内のプラーク除去をする。

コロナウイルスに感染しないために、むしろ当院に予防に行く。

また、マスクの着用により虫歯の増加も予想されましたので、虫歯予防をうながす情報を、患者さん専用ＬＩＮＥ、Facebook、Instagram、YouTube、TikTok、院内ＰＯＰ、ニュースレター（41〜44ページ参照）などで、積極的に発信していきました。

そのおかげで、２０２０年６月には患者さんの人数が元に戻っています。

それでもその後半年ぶり、１年ぶりに来院した患者さんの口腔内をみると、子どもの歯の白濁（虫歯の初期症状）、歯肉炎、成人の歯周病の進行が多く認められました。

この時期に情報発信をして、少しでも予防を進められたことは本当に良かったと思っています。

コロナ禍に発行したニュースレター 1

NEWS LETTER

2020.5.13
各歯科ユニット前にポップを1枚貼り、待合室に2枚貼りました。内容は以下に。

原歯科コロナ(ウイルス)対策‼
いよいよ導入しました‼

命を守る最前線で選ばれている…
国が選んだ…
オゾンによる空気除菌…凄い‼

オゾンは、積極的に飛んでいって『飛んでいる』
または『付着している』菌やウイルスを分解、
不活性化します‼

救急車搭載
防衛省納入
総務省
消防庁納入
警視庁納入
厚生労働省承認

潜水艦、イージス艦にも搭載されました。
東京都内と、大阪府の救急車、にも全車搭載。

NEWS LETTER

2020.5.25

ニュースレター院長記事
原歯科医院緊急事態宣言!!

予防歯科を3ヶ月お休みしていた小学生や乳幼児の口腔内をチェックしたらムシ歯や歯の白濁が多数あり悪化!!

また成人の口腔内も悪化!!

自宅待機が多くなり普段以上に飲食の回数が増えている事も影響していると考えられます。

特に子どもは毎月のフッ素塗布が大切!!

原歯科コロナ(ウイルス)対策

命を守る最前線で選ばれている…
国が選んだ…オゾンによる空気除菌…凄い!!

オゾンは、積極的に飛んでいって『飛んでいる』または『付着している』菌やウイルスを分解、不活性化します!!

大切なお口の健康…
これからも原歯科と一緒に!

コロナ禍に発行したニュースレター 3

NEWS LETTER

2020.7.27

1.ポップ

日本人成人の80%がなっているという歯周病。
イギリスの研究チームが
新型コロナに感染リスクが高くなる可能性がある、
また重症化リスクも高くなる可能性があると
最新の研究で明らかになりました。
コロナウイルスで重症化し亡くなられた方から
多くの歯周病菌‼が発見されました。
対策としては口腔内をキレイにする事が大切で
定期クリーニングが重要‼

2.イーゼル

速報‼
イギリス研究チームが…
コロナウイルス重症化で死亡した方から
歯周病菌を発見‼
対策は原歯科定期クリーニング！
毎月クリーニングする方急増中⤴

NEWS LETTER

2020.8.17

健康維持には免疫力アップが大切!!

睡眠、栄養、適度な運動、そして口腔内のプラーク除去が重要と言われています。

定期クリーニング(カムカムクラブ、定期健診)にくる事が感染症対策に有効!!

原歯科コロナ(ウイルス)対策
心臓外科医も太鼓判!

命を守る最前線で選ばれている…
国が選んだ…
オゾンによる空気除菌…凄い!!

オゾンは、積極的に飛んでいって『飛んでいる』または『付着している』菌やウイルスを分解、
不活性化します!!

これからも家族みんなの健康を原歯科と一緒に守っていきましょう!

お母さんの口コミ

「虫歯にならない子どもたちを増やしていく」ことが私の使命と書きましたが、実は、その前にもう一つあります。

まだ、私が当院を始めた最初の頃、お母さん方が子育てをしながら通院してきます。だいたいは、どこかに子どもを預けてくるわけです。

そのお母さん方の口の中ですが、子育てで忙しくて、子どもが小学校に上がるくらいまでは、おそらく治療にも行けないのでしょう。

トラブルだらけだったんです。

口の中が……。

これをどうにかしてあげたいというのも、私が予防を始めたきっかけの一つでもありました。

ですから、当院では子どもを抱っこしたままでの治療、ＯＫ。

そこでお母さんを治療しながら、予防につなげていったという経緯もあります。

そうすると、お母さんの口コミというのはやはり強力で、たとえば、当院のフッ素塗布が小学生くらいまでは無料なのですが、そういう情報がすぐに口コミで広がります。施設によって無料でできるところと、できないところがあるので、そういうことはすぐにわかるのですね。

ですので、フッ素塗布が無料という情報もそうですが、当院が予防に力を入れていて、楽しいことがいっぱいあって子どもも喜ぶ、患者さんもいっぱい来ているということが、お母さんの口コミでどんどん広がっていく。

こういうことをマーケティング戦略として意図したわけではありませんが、歯科医だけではなく、一経営者として、経営を安定させるためには、患者数、それも保険適用の患者さんを増やすことは、常に考えていました。

地域の歯科医院としてやっていくからには、一番は口コミだろうと。

そのために、当院に来てくれて、最大限よかったなと思ってもらえるように接すると、一生懸命さって、伝わるんですね。

言葉だけではない。

それを何回も何回も繰り返して積み上げていく。

歯科衛生士さんも同じです。

また来てくれたらいいなと思いながら、その子を虫歯にさせないために、本当に親身になって接してくれる。

そういうことは、伝わるんだと信じています。

だからこそ、最初は子どもが来て、それを見ていたお母さんが、じゃあ私もと通うようになり、そしてお父さんも来る。

一人来ると、そのほかの家族が来るようになる。

そういう感じで増えていったんです。

美容院のように通う

理想は、歯が生えた瞬間から、歯科医院に通うことです。

その上で、3カ月に1回よりは、1カ月に1回来る方が、悪くなる確率は減ります。生活サイクルの中に、1カ月に1回とか、3カ月に1回は歯医者に予防に行くということを習慣づける必要があります。

それこそ、美容院に通う感覚で、来てもらうのが、究極かもしれません。特に何もなくても、毎月、予防のために通院するのが望ましい。

乳児の頃から来ていれば、医院の雰囲気もわかりますし、歯科医やスタッフにも慣れますし、歯科医院が楽しい場所になれば、予防はすんなりできるようになる。

さらに、子どもが怖がらないということは、一番の集客にもつながる。

当院では、これを実現できていると、自負しています。

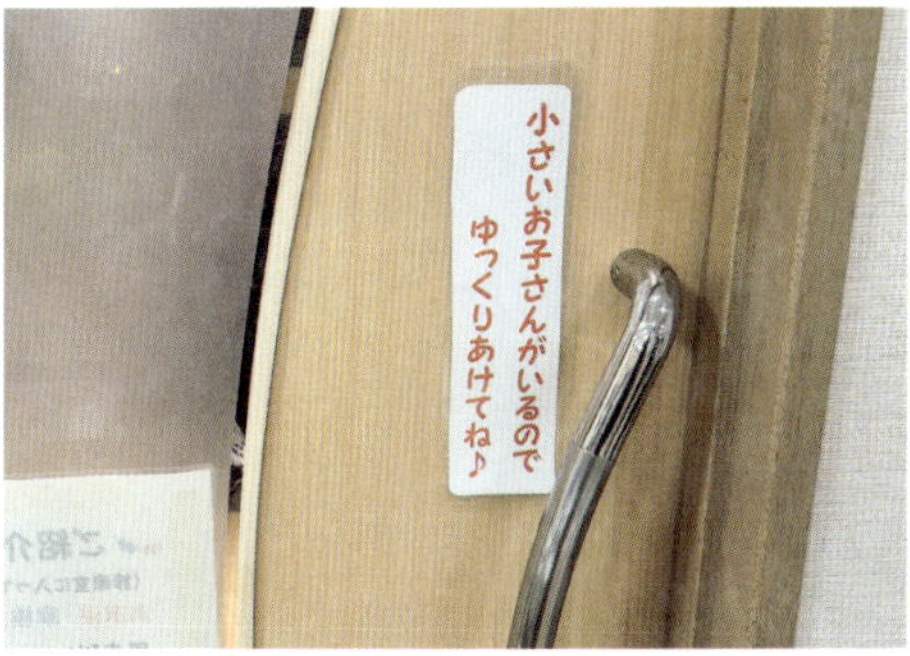

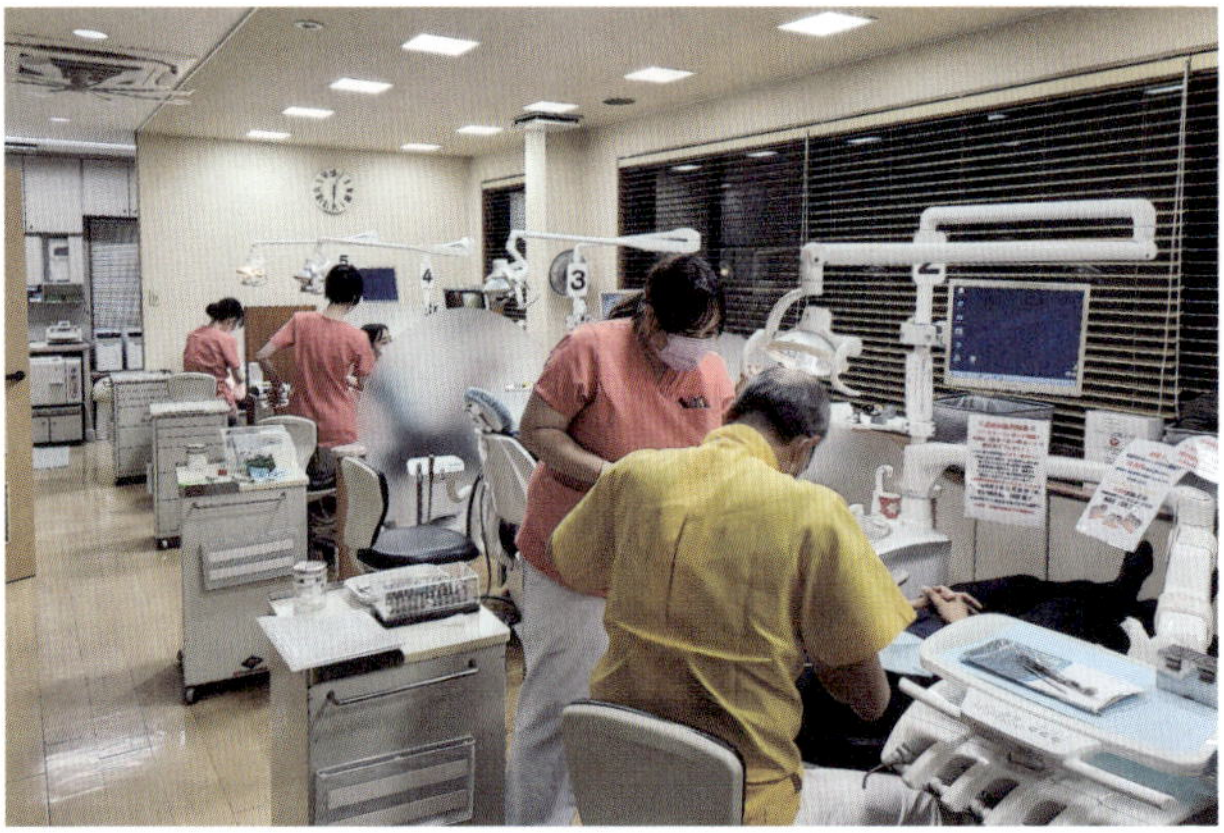

第2章

スタッフと育む予防

原歯科医院には、今、3名の助手、1名の受付、そして5名の歯科衛生士と、計9名のスタッフ(2024年9月現在、1名育休中)がいます。

スタッフの詳細と役割については、後ほど、スタッフの声とともにご紹介しますが、実は普通、歯科助手と歯科衛生士というのは、あまりいい関係性にないことが多いんです。

お互いの仕事に対する嫉妬とかがあるのかもしれません。

ただ、当院では、スタッフに「ここはあくまでも、仕事をしにきている場所である」という意識を強く持たせていますので、お互いが立場を認め合って、発言、行動をしているので、ありがたいことに、院内の雰囲気はとてもいいです。

当院の診察室を見てもらえればわかりますが、わずかなパーテーションがあるだけで、全てが見通せる風通しのいい作りになっています。

院長室もないし、スタッフルームもない。

歯科衛生士さんやほかのスタッフが何を話しているか、私が治療中でもかなり聞こえできますし、何かの際には、私がすぐに指示も出せる。

純粋に働く場所なんです。

でも、ちゃんと交流もある。

私が嬉しかったのは、スタッフのお子さん(もちろん、当院で予防をしています)がこの仕事に憧れて、成人してから今、歯科衛生士さんとして当院で働いてくれていることです(114ページ参照)。

こういう人材の循環も、世代を通じてできている職場環境であることは、私の誇りでもあります。

院長の1日と原歯科医院の仕組み

7:00

原歯科医院入り（診療開始時間2時間30分前）

・今日１日のアポイント表作成（歯科衛生士は担当制ではないので歯科衛生士担当割当てを色分けする。　患者さんとの相性、年齢、性格等を考慮して）

・本日の来院患者さんのレントゲン確認

・予防歯科に入れる枠がある時は原歯科医院の患者さんだけが入っている専用ＬＩＮＥ（現在約２５００人、担当院長）に空き情報を送信→これを見た患者さんから電話で予防歯科の予約が入る仕組み）

8:40

朝礼　１分間スピーチ（各自が好きなことを1分間話をする）

・院内清掃　院長はトイレ担当で各スタッフは担当場所が決められている

9:30

診療開始

・時間になり来院していない患者さんにはすぐに電話をする

→無断キャンセル、忘れていた患者さんについては必ず院長が判断し、

①来院をお断りするか　②これから来るか

③後日再予約をするか　④LINE予約にするか
などをその場で決定。

（初診時の問診票に予約、時間厳守の説明が記されていて患者さんの承諾サインをもらっている）
・予防歯科に来院した患者さん全てを院長が必ず口腔内チェックする
・急患は必ずその日に来院してもらい急なお困りごとに対応する

12:30　必ず診療を終える

12:30〜14:00　昼休み

14:00　診療開始

19:00　診療終わり

19:15　みんな帰宅

補足

1　患者さんは診療開始時間の5分前に来てもらうことになっている
診療開始時間に診療スタート
2　原歯科医院ホームページからの初診予約には、24時間院長が対応
3　Facebook（原英次）は院長担当で週5回朝7時頃に投稿
4　原歯科医院YouTubeは100万人以上がチャンネル登録者になっていて、
動画投稿数6000超えで【金の盾】が院内にある
5　Instagram、TikTokをしている
6　予防歯科来院数年間1万2000人

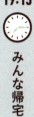

3つのルール

当院で私がスタッフにお願いしていることが3つあります。

1. 痛くしない
2. 患者さんとの会話を楽しむ
3. 時間を守る

これだけです。

これは後に詳しく触れますが、実は当院では2021年から、常勤歯科衛生士の報酬を完全歩合制に移行しています。

ですので、「痛くしない」と「患者さんとの会話を楽しむ」は、とても重要になります。

ここがうまくできないと、患者さんが受付に来て、担当を変えてほしいということだってあるわけです。

歯科衛生士さんにとっては、死活問題になります。

私は患者さんを医院の宝だと考えています。

ですから、痛くしないことは、とても重要です。

麻酔もそうですし、歯石の除去でも、痛い思いをするのは、大人でも嫌ですし、子どもだったらなおさらです。

ですので、可能な限り、技術と丁寧さで、痛みを感じさせないようにする。

子どもが通い続けられる医院であること。

そうすることによって、5年後、10年後、20年後に自分のやった予防処置の結果も見ることができます。

そのことに勝る勉強はないですし、当院やスタッフの財産になります。

そのための、「痛くしない」と「患者さんとの会話を楽しむ」なんです。

技術はもちろんなのですが、社交性など、全部をまとめて、患者さんが育ててくれると言ってもいい。

自然とそういぅ環境が出来上がるのが大切です。

ちなみに、当院に来る虫歯のない子どもたちは、虫歯の治療自体をそもそもしないので、削ることはもちろん、根の治療もしないので、「痛くない」ことが当たりまえだと思っています。

次に、とても大事なのが、「時間を守る」です。

これは、院長である私、そしてスタッフはもちろんですが、患者さんにも厳守していただきます。

当院の決めごとです。

職場の雰囲気だけでなく、経営の観点からも、私はここを重要視しています。

時間はそのまま、利益率に直結します。

診療申込書

原歯科医院

NO.　　　　　　　　　　　　　　　　　　　　　　年　　月　　日

ふりがな		生年月日	年齢
名前	男・女	昭和　平成 年　月　日	才
住所	〒	携帯番号 自宅電話番号	
勤務先		ご紹介者	

①どうされましたか？ いつからですか？	□歯が痛い　□むし歯　□歯ぐきから出血 □歯ぐきがはれた　□詰め物がとれた　□入れ歯 □歯ならびの相談　□クリーニング　□検診 □その他　具体的に
②歯の治療を受けたことは？	□ある　□ない
③歯を抜いた時は どうでしたか？	□血が止まりにくかった　□熱が出た　□はれた □貧血をおこした　□麻酔がききにくかった □異常なかった　□歯を抜いたことはない
④現在飲んでいる薬は？ 薬のアレルギーについて	薬の名前（　　　　　　　　　　） □ある（薬剤　　　　　　　　）□ない
⑤治療中の病気や過去に かかった病気はありますか？	□Ｂ型肝炎　□Ｃ型肝炎　□HIV　□心臓病 □糖尿病　□肝臓病　□腎臓病　□耳鼻の病気 □高血圧　□認知症 □その他（　　　　　　　　）
⑥現在妊娠中ですか？	□いいえ　□はい　妊娠（　）カ月　出産予定日（　　）
⑦一緒に住んでいる人は？	□本人のみ　□父　□母　□夫　□妻　□祖母 □祖父　□兄弟（　　）人　□姉妹（　　）人 □子ども（　　）人　□その他（　　　　　）

⑧何かご希望などあればお書きください

*当医院は診療予約制となっています。予約日時は来院できる事を確認の上おとりください。無断キャンセル、当日キャンセル等あった場合、治療をお断りする場合や次回の予約が先になる事があります。

私は上記記載に間違いなく、また診療予約制について理解しました。

署名＿＿＿＿＿＿＿＿＿＿＿＿＿＿

診療申込書。最下段に、「キャンセル等があった場合、治療をお断りする場合や次回の予約が先になる事があります」と明記されている

たとえば、一人患者さんがドタキャンをすると、歯科衛生士さんはその時間、まるまる空いてしまう。

時給1500円が飛んでしまうんです。

これが積み重なれば、院内の、仕事場として緊張がゆるみますし、当然、利益にも悪影響を及ぼします。

ですので、診療申込書にも、院内の掲示にも、「キャンセル等があった場合、治療をお断りする場合や次回の予約が先になる事があります」と明記しています。

逆に考えれば、「時間を守る」という最低限のことで、スタッフや患者さんを教育することができますし、利益を守ることができるのだと考えています。

おかげ様で、当院の患者さんは、時間だけでなく、予防に対しても意識の高い人だけが残っています。

ちなみに、「時間を守る」ことは最低限必要ですが、「予防歯科」では、来たい時に来られる状況を作ることも重要です。

当院では、毎朝7~8時の間くらいにLINEで当日の空き時間を発信し、そこからも予約ができるようにしています。

だからと言って、決して堅苦しい歯科医院ではありません。前述しましたが、院長室もスタッフルームも、仕切りもなく、とても風通しがいい。どこで誰が何をやっているか、すぐに見通せるようにして、治療しながらでも、待合室に患者さんが何人待っていて、受付でどういう会話がされているかがなんとなくわかり、何かが起きた時には、すぐに指示を出せるようにしています。

そして、何よりも、院長である私が一番働くように気を付けています。医院での私の一日は、朝のトイレ掃除から始まります。やはりトップが率先して動いている姿を見せてこそ、スタッフさんも気持ちよく動いてくれる。

こういうことも含め、歯科医院を経営する上では、理想的な環境を構築できていると自負しています。

完全歩合制に移行

スタッフの意識を上げるという点では、2021年に歯科衛生士さんを完全歩合制にしました。

相談は一切しませんでした。

およそ1・5倍、いきなり、ガンっと上げました。

それまでも、既にほかの歯科医院に較べて高いところを、さらに上げたわけです。

歯科衛生士さんの平均年収の倍くらいになっているはずです。

当然、とても喜ばれましたし、そのことで、意識が高まります。

もちろん歯科衛生士さんだけではなく、受付と助手さんにも仕事に見合った多めの給料やボーナスを支給しています。

結局これは、当院が予防に振ったことによって、そこにいい歯科衛生士を含めたいいスタッフが集まった。

利益率が上がった。

その上がった利益を、スタッフに還元できるようになった。

それに尽きるわけです。

たとえば、YouTubeの登録者数。

これが10万を更新するごとに、お昼はおごりです。


結局は、コミュニケーションなんですね。

3つのルールの一つに「患者さんとの会話を楽しむ」がありますが、そうやって、スタッフがコミュニケーションを取ると、私も含めて、院内にいろいろといい影響が出てきます。


たとえば、一人、ディズニーランドでキャストをしていた助手さんがいるのですが、彼女は2児の母親で、子どものさまざまな情報を持っています。

『鬼滅の刃』という漫画が流行っているとか……。

とても詳しいわけです。

そうすると、待合室に『鬼滅の刃』漫画を揃える。

子どもは喜びますよね。

待合室だけでは読み切れないから、診察室に持ち込みを許可している。


スタッフがそれだけやってくださるので、それに対するお礼も忘れません。

まずは、スタッフの誕生日。

その日の朝に必ず、ＬＩＮＥでおめでとうのメッセージを送ります。

ここは忘れないようにいつも反復していますし、手帖にも書いている。

結構、緊張しますよ。

さらに妻に助けてもらって、その時に流行っている、何か喜びそうなものをプレゼントする。


忘年会ではおいしい焼肉で食べ放題飲み放題。

保険点数が目標に達したら、お寿司の食べ放題。

実はこの6月（2024年）から、パートスタッフの時給アップを決行しています。いろいろと成果も出ているので、最近は院内昼食会がかなり多くなっているので、スタッフは喜んでいると思います。

最強のチームワーク

「予防歯科」の肝は歯科衛生士さんですが、院内のチームワークの要は、受付と助手さんです。

実は普段、歯科衛生士さんとはあまり話す時間がないんです。

お互い忙しいから。

基本的に「あ、おはようございます」と朝の挨拶をして朝ミーティングをすると、診療が終わるまで忙しい。

でも、お互いに役割がわかっているし、信頼関係もできている。

だから、スタッフ間のチームワークを維持しているのは、私ではなく、助手さんになります。

もちろん、そこは意図しています。

まず私がやったのは、オリエンタルランドから来た助手の加藤さん（87ページ参照）の教育でした。

彼女が受付をやり、私がその隣でコンピュータ入力をしている。隣同士ですから、患者さんが待合室で待っていたり、奥で歯科衛生士さんが仕事をしている時に、それを見ながら、私が何を考えていて、その先、どういう流れを期待しているかを、逐一、事細かに話をしました。

今、ABCのやらなければいけないことがあったら、僕と同じようにABCと言えるぐらいにしたかった。

たとえば患者さんが3人いるとします。

この時に、誰を優先してここに入ってもらうか。

この人は今日麻酔するから、麻酔した後に5分から10分待つから、まずこの患者さんに入ってもらって麻酔します。で、私の身体が空く。その後に急患が来たので、これはレントゲンを撮って問診は誰々さん。じゃあ今やってもらって、問診している間にこっちの患者さんのCR充填（コンポジットレンジという樹脂を虫歯をとった穴につめる治療のこと)をしようかとか。

そうやって私の考え方を1年かけて、徹底的に吸収してもらいました。

加藤さんを育てた後、今度は、助手の山﨑さん(79ページ参照)です。

私のアシストとして常時、横にいますから、その時に違う行動をしたら、私も治療をやめて奥に呼び出して、こういう場合はこうだから、Aの選択肢ではなくてBだよというような話をします。

これもマンツーマンでずっとやり続けました。


加藤さんが産休を取る段になったら、今度はYさん(120ページ参照)です。

そうやって吸収してもらったおかげで今は、加藤さん、山﨑さん、Yさんと、私と同じ考え方、物の見方ができる人が、3人いる状態です。

この3人がしっかりとスタッフや患者さんを動かしてくれるから、歯科衛生士さんも安心して仕事ができるわけです。

今、受付には専任で石田さん(125ページ参照)が2年入っていますが、実は私は彼女はほとんど教えていない。

私の考え方を吸収した先の3人が、しっかりといろいろと教えてくれているんだと思います。

特に誰か司令塔がいるわけではありません。

私の考えを理解した助手さんと受付が、最強のチームワークを作り上げているんですね。

本当に優秀なスタッフさんなんですよ。

以前は、スタッフ教育で、毎週木曜日の休診日に、スタッフを車に乗せて先輩の医院の見学もしていたものです。

時間とコストをかけていたんですね。

でも、今のスタッフには何も教育していないと言っていいです。

特に歯科衛生士さんは、歯科衛生士会や予防や歯周病の勉強グループに入って自分で勉強をしています。

元々、歯科衛生士さんになる人は少ないんです。

全国に7万軒くらいの開業医、歯科医院があって、歯科医は10万人くらい。

それに対して、国家試験に合格して、歯科衛生士さんになる人が毎年7000人くらいです。

さらにその中で予防関連を勉強している人は学年に一人か二人しかいない。

それなのに、歯科衛生士になっても3年くらいで辞めてしまう人も多い。

なぜなら、絶対数が少ないので、どこでも歓迎される。

給料もいいですから、ちょっと嫌なことがあると、すぐにほかの歯科医院へ移ってしまう。

だから、自身で研鑽も積まない人も多い。

今いる歯科衛生士さんには感謝しかないですね。

利益率60％の理由

歯科医院の経費というのは、1に人件費、2に材料費、そして3に家賃です。

通常、人件費は20％くらいだと思います。

また当院の場合、この医院は父から受け継いでいますので、ここで家賃の支出がないのは大きいですね。


そうなると、いかにランニングコストをかけないかが重要になります。

材料費のところで言えば、技工物ですね。

銀歯やセラミックなどを技工所に出さないようにCR充填の治療にしています。

なるべく技工物を出さない。

昔だと、すぐに銀歯をポンポン作っていたんですけど、今は銀歯の値段も高いし、技工料金も高い。

そうすると、そこで利益がほとんど発生しないんですよ。下手すると赤字になってしまう。

これは当院に限ったことではありませんが、どこでも、たぶん6～5年前ぐらいから、CR充填をメインでやっていると思います。

これは今、とても材料が良くなっていて、強度もあって、その上色が白いので、審美的にも患者さんに喜ばれるわけです。

時間も、たとえば銀歯を作ると、最初に歯を削って型を取って、銀歯ができたらはめるという具合に、最低でも2回の処置が必要になりますが、CR充填ですと1回で済みます。

ほかに予防で何を使うかというと、機械、超音波の機械で歯石取りをやります。

あとはペースト、フッ素、研磨剤です。

そんなにお金がかかるところではないし、利益自体も大したことはないんですけれども、その数の積み重ねです。

こういうところで少しずつ利益が出る努力をしていますが、やはり、一番大きいのは、患者さんをうまく回転させて空きを作らないことです。

時間のマネジメントですね。

予防は、歯科衛生士さんが1日7～8時間勤務した時に、いかにそこでがんばって働けるかが肝になります。

アポイントが1時間空くと、そこで生まれる収入はゼロで、それでも人件費を払わなくてはいけなくなります。

歯科衛生士さんにしても歩合制ですので、働けない時間があってはいけない。

そのために時間約束制にしているし、僕の治療力もそこに集中させている。

ほかの医院では、歯科衛生士さんの時間が、絶対空くんです。

埋めきれないから。

その間、歯科衛生士さんが何をしているかというと、先生のアシストについたり、受付をやったりするわけです。

でも、そこで利益は出ない。
ですので、まずは時間厳守を徹底する。
業務にしても、7時にピッと終わらせて、スタッフも10分過ぎには、もう帰る。
学校で習った5分前行動の徹底です。
それには患者さんの協力も必要です。
待合室に入ると、まずは一番目立つところに、
「原歯科医院は予約制です
必ず約束時間に来てください」
こういう張り紙があります。
前述しましたが、問診票にも、「無断キャンセル、当日キャンセル等があった

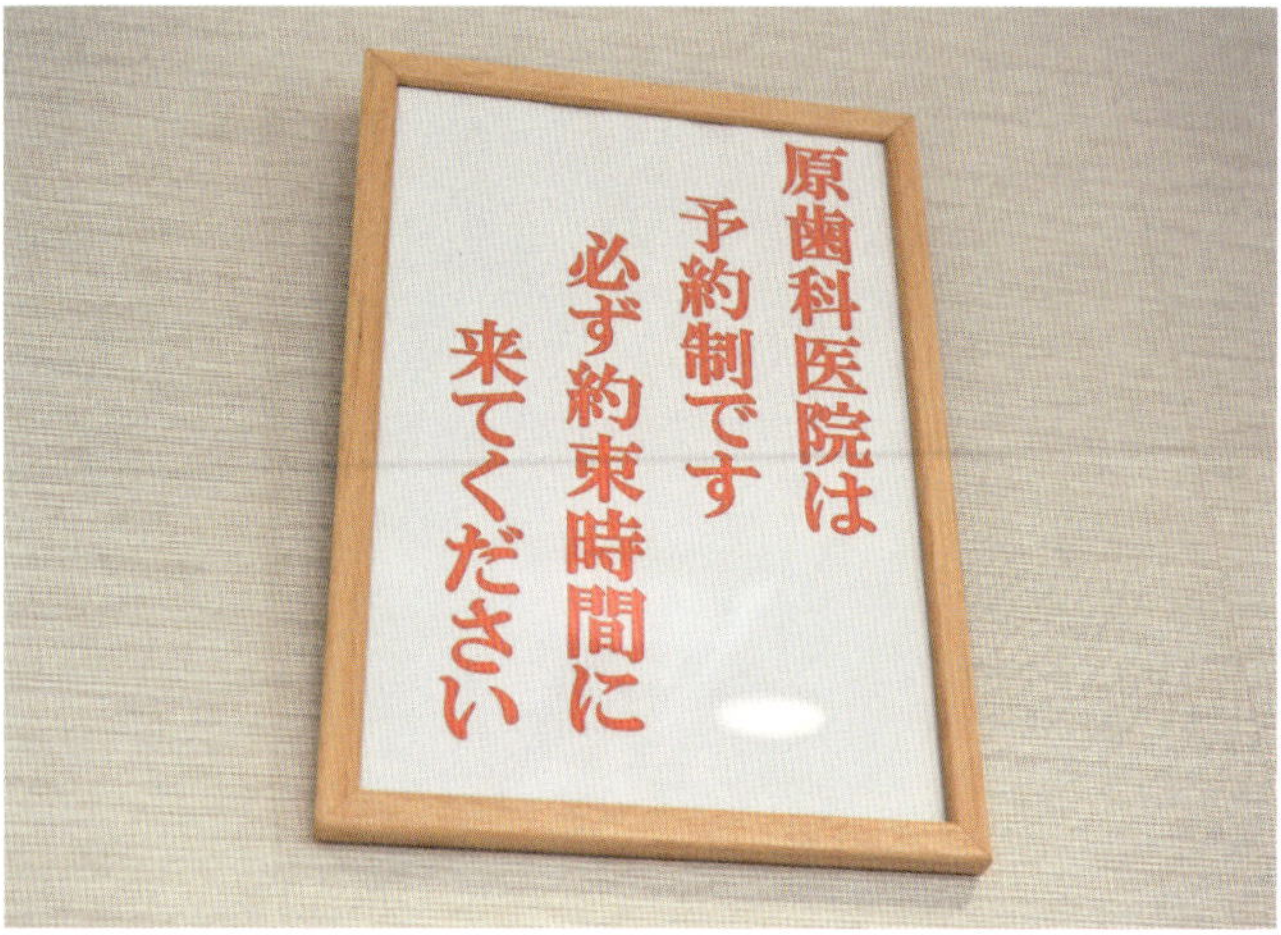

場合、治療をお断りする場合や次回の予約が先になる事があります。」と、念を押しています。

もちろん、厳しく接するだけではありませんよ。

当院の診察券は、通常の紙の診察券から、ゴールド、プラチナ、そしてブラックカードまであります。

時間を守って、しっかりと通院してくださった方の診察券のランクを上げていくことで、患者さんのモチベーション維持にも努めています。

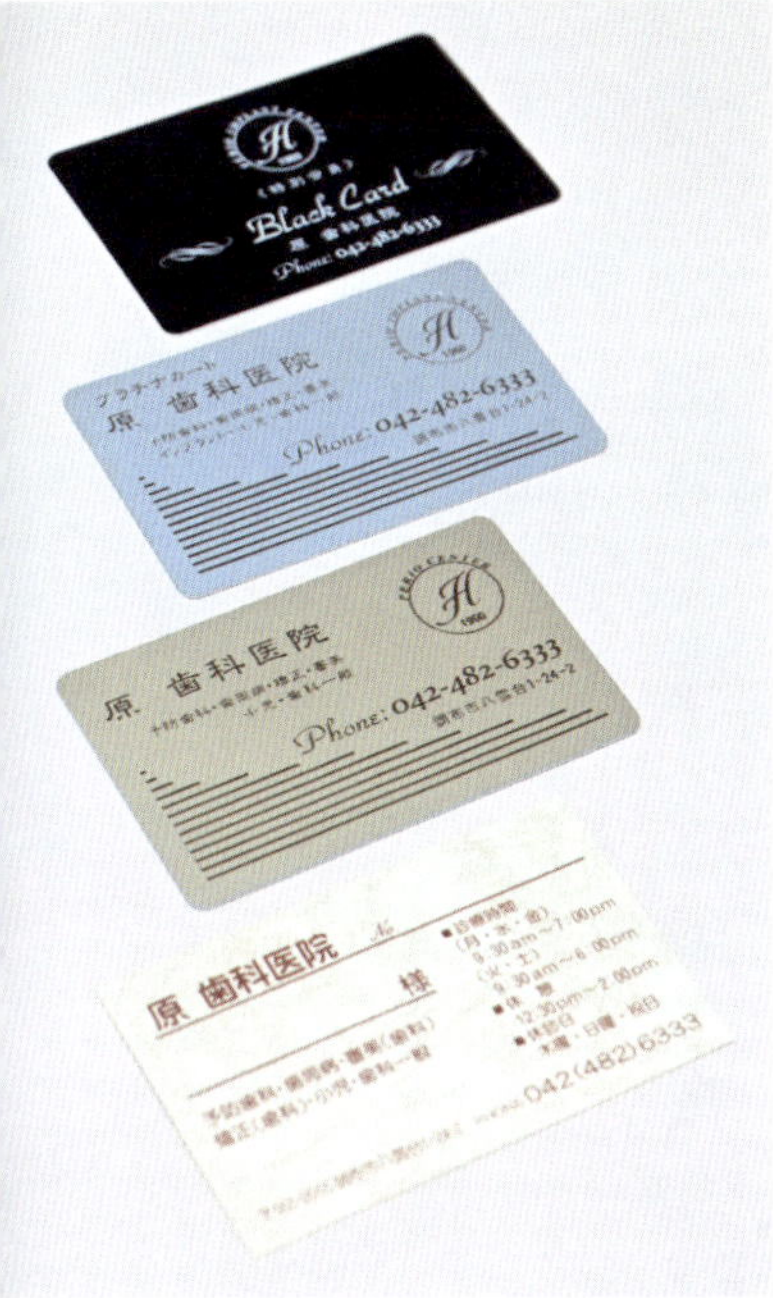

紙の診察券からブラックカードの診察券まで

繰り返しになりますが、スタッフ、そして患者さんが時間を意識して、絶対に空きを作らないということが、一番利益率に貢献していると思います。

しかし、これだけの努力をしても、それでも、時間は空きます。

そうすると、私の出番です。

うちの患者さんだけで入っているLINEグループ（現在2500人）があるのですが、毎朝7〜8時くらいの間に、空き時間の通知をします。

さらにスタッフがみんな、頭の中のカルテを確認して、○○さんをこちらに入れますという具合に、必ず、空きを埋めようとします。

これも元々は、私がやっていたことですが、それを見て、みんな、そのまねができるようになった。

ちなみに当院の歯科衛生士さんがほかの歯科衛生士さんと話をすると、よく、「パートの空き時間、何しているの？」みたいなことを聞かれるらしいんです。

空き時間があるのが普通なんですね。

でも、「えっ、空き時間ないよ」と答えると、「どういうこと?」ってすごく驚かれるらしいです。

それぐらい、当院はピッチリ予約が入っているけど、ほかのところは入っていない。

しかも、実はつい最近、これまで1時間かけていた予防を短縮して、45分にしています。普通の病院が30分でやっている、成人の予防です。だけどうちは45分にして。

今までここに3時間で3人だったのが45分にすると4人入る。

こういう形で、利益率を上げることもしています。

今、政府が、医療費が上がっていくのを抑えるのは予防しかないと国策として保険ベースに組み込んでいる。

予防が必要だということは世間もわかってきていて、病院経営自体も予防をやらないとうまくいかないようになっている。

そこでしっかりと利益を出していくのに大事なのは、結局、時間のマネジメントなんだと、私は思っています。

そして繰り返しになりますが、それにはスタッフさんの協力が一番大切です。

そんな当院の要となって支えてくれている、優秀なスタッフさんを紹介します。

原歯科医院を支えるスタッフさんたち

※取材当日、インタビューが可能だった方だけ、掲載しています。
また、お名前に関しては、ご本人の希望される表記にしています。

スタッフ1

山﨑雅美さん

歯科助手　勤務歴14年　院長の右腕
前職は一流洋服店の店員
患者さんとのコミュニケーションスキルはかなり高く、院長からの信頼は絶大で、院長がわがままを一番言っているスタッフ。院長からの無茶ぶりにも冷静に対応し、確実に、期待以上に応えるのはすごい。

担当はＳＮＳ全般（YouTube統括、毎日のYouTube動画投稿、Instagram、TikTok）ニュースレター編集、発行。

医院前ののぼり、やせるコロッケ券担当。接客に優れ院長からの信頼は絶大。給与形態は約5年前から昇給制度を止め、成果主義を勝手に決行し全てボーナスに反映し、毎年年収はアップしている。

一番楽しんでいるのは、間違いなく先生ですね（笑）

歯科業界に勤めたきっかけは、元々は知人が歯科医院を経営していて、手伝いの形で受付に入ったんです。

そちらを辞めることになり、その後、せっかく縁のあった歯科業界を学びたく、原歯科医院を含む3つの歯科医院で面接を受けました。

面接の時から、妙に原先生のことが気になり、ほかの医院も合格していたのですが、原歯科医院の合否が出るまで待っていただきました。

無事、合格になったので、ありがたく採用していただきました。

妙に原先生のことが気になったと申しましたが、それは、原先生が歯科業界以外の話題にとても興味を持ってくださったからなんです。

私の前職は、百貨店の中に入っているファッションブランドの販売員でした。先生は、まず、洋服のこと、そして、百貨店業界そのものにも興味を示されました。

前職で私は、いくつもある百貨店の中で、競合はせず、「ナンバーワンよりオンリーワンのお店にしよう」という目標を持った店長の元で働いていたのですが、その話をすると、過当競争の中にある歯科医院の状況に照らし合わせて、とても興味を持って聞いてくださったようです。

面接の前にはホームページも確認して、地域に根付いた診療をしているところだなという印象を持っていました。

実は当時の私は、勉強したいという意欲はあったのですが、歯科医療のことをほとんど何も知らない状況でした。

それこそ面接で、先生に「子どもの歯は何本あるかわかりますか?」と質問されて、指を折って数えるレベルでした。

それでも先生は、私の勉強をしたいという意欲も汲《く》んでくださったようで、「それだけ分かればＯＫ！」と……。

知識よりも私の別の面を見てくださったのが嬉しかったですね。

患者さんの表情も変わる

実は、予防については、私が以前通っていた歯科医院（ちなみに面接を受けたクリニックの一つです）も、ここと同じように、細かく予防をやろうという先生だったんです。

すごく丁寧に歯科衛生士さんにやっていただいて、お口の状態がガラッと変わった経験があります。

自分自身でもがんばっていたつもりですし、クリーニングもしていたと思うのですが、より深く治療してもらった時に、こうも変わるんだという驚きがありました。

そういう予防に関する意識というのは、私の中にもあったんですが、この医院に来てさらに深まりました。

患者さん一人に対して、衛生士さんが1時間も、歯のことで何をするのかと思っていたのですが、やはり違うんですね。

見た目もどんどん良くなっていくし、患者さんの表情も変わってくる。

何より、小さいお子さんが、お母さんも含めて、予防に対してこれだけ意識が高いということが、衝撃でした。

私の子どもの頃は、歯医者さんは痛いところ、虫歯になってから行くところでしたので、うらやましいという気持ちにすらなりました。

さらに、私が一番びっくりしたのが、先生に、とにかく患者さんとおしゃべりしてくださいと言われたことです。

前に働いていた歯科医院は、とにかく静かにしてというところでしたので、これは戸惑いました(笑)。

言葉なしでも通じる

今現在、助手の仕事のほかに、SNS全般、YouTubeの統括をしています。YouTube動画の投稿、Instagram、TikTok、ニュースレターの編集発行。医院前ののぼり、やせるコロッケ券の担当です。

私は小学校の時から学級新聞を作ったりするのが好きでしたので、デザインをやらせていただいたり、これはこれで自分の好きなことでお給料をいただいている感覚です。

あと、イベントも色々と立ち上がるので、これも楽しみですね。

コロナがあったので、イベント自体は減ってしまったのですが、今いるスタッフさんは楽しいことが好きな方が多いですし、先生もスタッフみんなの体調などを考慮して、その範囲内でと仕掛けてくださる。

いろいろな意味で、ベストなスタッフが集まっているなと感じます。

実際、離職率もとても低いです。

一言言わせていただければ、一番楽しんでいるのは、間違いなく先生ですね(笑)。

でも、まずはトップがワクワクして楽しむということが、院内の環境づくりにおいては、一番重要なんだと思います。

これも衝撃だったのですが、先生は誰よりも早く来て、朝のトイレ掃除もしている。

一番上の人がトイレを掃除していたら、ほかもきれいにせざるをえないですものね。

口で言うよりも、まず見せてくださる。

そういうところも、すごいと思います。

あと、怒らない。

だいたい先生方というのは怖い方が多いし、クセのある方が多いんですけれど、別の意味でクセがあるというか……(笑)。

感覚がすごいですね。

よく、「おりてきた！」とか言いながら、いろいろなことを思いついているようです。

楽しい方にクセがおありになるので、働く分には本当ありがたいなと思うし、やはり女性だけの職場ということで、すごく気をつけて、配慮されながらやってらっしゃるということは、すごく感じますね。

がんばった分だけ評価してくださいますし、怠けたら怠けたで、そこはきちんと見られています。

自分で言うのもなんですが、スタッフがみんな大人で、自分の責任は自分で取っている。

一人一人自立されている方が多くて、バランスがいい。

それを先生が信頼してくださっている。

ほかの方が見たら驚かれると思うのですが、もう、言葉がいらない(笑)。

「あれ」「それ」「これ」とかでだいたい通じるようになっている。

ただ、そういう関係も、一朝一夕にして出来上がったわけではないんですね。

たぶん、10年くらいはかかっているんじゃないかと思います。

スタッフ2

大戸迫（加藤）エリさん

歯科助手　元オリエンタルランドキャスト

勤務歴14年　原歯科医院勤務中に2人のお子さんを出産。産休を経て現在小学3年生男の子、年長の女の子を子育て中で、2人とも歯が生えてから原歯科医院予防歯科に毎月通い続け、虫歯ゼロ更新中。患者さんとのコミュニケーションをとることが好きで、加藤さんとの会話を楽しみに来ている患者さんが多くいる。また、全ての患者さんの名前と家族構成を覚えていて、情報が欲しい時は聞くと全て答えられるのがすごい。

働くことに厳しく、正確に業務をこなし、院長から信頼されている。彼女の存在が院内をなごませてくれている。

何よりも、チームワークがすごい

前職はディズニーランドでキャストをしていました。

ディズニーランドの前に歯科助手をやっていたので、30歳を前に、正社員で働けるところに転職したいと考えて、もう1回、歯科医院に戻ろうと思ったんです。元々ディズニーランドのキャストは、どうしてもやりたくて、前の仕事の時に院長先生にお願いして辞めさせていただいたという経緯があります。

この医院は、ハローワークに歯科助手の募集が出ていたので知りました。

先生の印象は、とにかく話しやすい先生だなと……（笑）。

面接では、一通り履歴書の内容の確認と、あとは家族構成や、なぜか靴のサイズも聞かれたことを覚えています。

特に印象に残っているのは、ここに勤めるとしたら、どういう人になりたいですかと聞かれたことです。

私は、ここに来る患者さんが、私とお話をしたいなって思ってくれるような人になりたいです。

もっと言えば、私のファンと呼べるような人を作れるような人間になりたいですと答えたら、先生は深く深く頷かれていました。

ハピネスを提供する

私が働き出した頃は、歯科衛生士さんはもっと数がいたんですけれど、診察台は今より少なかったですし、ガチャはもうありましたが、おもちゃも全然なく、何よりもとても静かだったことを覚えています。

私が入った数ヵ月後に、山﨑さんが入ってこられて、患者さんとよくコミュニケーションを取られているなあと思っていました。

先生も少しずつ、目覚めていく感じがあって……。

今思えば、そのあたりが転換期だったのかもしれませんね。

私自身も、「ここでファンを作りたい」と先ほど言いましたが、できる限り、お見送りをするとか、患者さんが少しでも気持ちよくここに通院できるように心がけました。

そうこうするうちに、患者さんが「加藤さん」と名前を呼んでくれるようになったり、そういうことが、ひょっとしたら私なりにハピネスを提供することができているのかなと感じられて、嬉しかったですね。

ディズニーランドでキャストをやっていた時には、このハピネスを提供するということがうまくできていないと感じていたんですけど、ここでは、少しそれができているのかなと。

当院の雰囲気も、スタッフ間も仲がいいですし、先生もあんな感じなので……。

もちろん、診療中には緊張感はあるのですが、全然疲れを感じることがなく、楽しくやらせていただいています。

そして何よりも、チームワークがすごい。

常にみんなが周りを見ているような気がします。

元々ここの仕事は、受付から始めていて、周りを見られる状況が長かったので、今、誰がここやって、あっちをやってということが、とてもよく見えたんです。

受付を経験できたのは、良かったなと、いまさらながらですが、思います。

ここから、当院に来られる患者さんの顔、家族構成、先生があの人を担当して、歯科衛生士さんがこの人を担当するということがちゃんと把握できるようになります。

患者さん全員と顔を合わせて、コミュニケーションを取るのが受付です。まさしく、顔なんだと思います。

患者さんの中にはどこかに出張に行ったりすると、お土産（美味しい食べ物に目がないんです）を持ってきてくださる方もいて、本当に嬉しいですね。

ここに来る方はいい方が多くて、とても良くしてくださいます。

ここにご夫婦で通院していた方に、お子さんが生まれて、そのお子さんがなついてくれて、さらにそのおじいちゃん、おばあちゃんも昔からの患者さんだったりして……。

みなさん本当に、やさしいですね。

子どもも先生が大好き

私は、小学校3年生の息子と年長組の娘がいるのですが、ずっとここに通わせています。

先生にも診ていただき、スタッフさんにも良くしていただき、おかげ様で、2人とも、今に至るまで虫歯ゼロを更新中です。

幼い頃からここに来ていますので、全然嫌がりませんし、むしろ、勝手に診療室に入って、先生におんぶされていたりします（苦笑）。

先生と話すことが大好きなんですね。

YouTubeに撮られるということも楽しみにしているようです。

歯科衛生士さんとも、ゲームや歯ブラシの練習の話をして、家でもその歯科衛生士さんの教えをしっかり守って、がんばっています。

子どもたちも、この医院が大好きなんですね。

スタッフ3

布川正代さん

主任歯科衛生士　勤務歴13年
最初は週に3日勤務。その後4日に。現在は毎日勤務。優秀で人間的にもかなり優れており相手に気づかれないように気を使う人。歯科衛生士の技術力はずば抜けてすごい！　約5年前から固定給から歩合給に院長が突然変更し、月給が約1・5倍以上に。彼女の存在があることで、歯科衛生士の統制がなされている。毎日のYouTube動画投稿者。

ある時期から、なんでこんなに患者さんが増えるのだろうと

今から13年前になりますが、下の息子が中学生になるのをきっかけに、長時間働けるところを探していました。

そこでこの医院の募集を目にして、予防をがんばっていますということが謳《うた》われていたので、もちろん歯科衛生士ですから、予防に関して興味があり、面接をしていただき、勤めることになりました。

当時、私がこの医院に来た時というのは、今とは患者数が全然違ったんです。患者数が少ないので、1人にかける時間も長かったのですが、それでも時間がちょっと余ってしまうくらいでした。

当時からここは予防を謳っていたのに、予防歯科というのはまだそんなに認知されていないのかしらと思いましたね。

過去の自由診療の予防から既に、保険診療で予防をやっていまして、段々と患者さんが増えてきたという、そういう時期だったんです。

今現在は、おそらく当時の倍以上の患者さんの数ですが、一朝一夕でそうなったわけではなくて、それこそ、じわじわと増えていったのですが、最初の段階で多かったのが、紹介だったと記憶しています。

たとえば、お子さんが同じ小学校に通っているお母様同士、同じマンションの中、ご家族同士のお知り合い、「実はお名前はわからないんです」とおっしゃるのですが、児童会館でお知り合いになった方とか……。

あと、私がびっくりしたのは、まずはお子さんの来院・通院から始まり、そこから、お母さん、お父さんと、家族みんなで来るケースが多いことですね。

お子さんが、お父さん、お母さんと家で話している中できっと、お父さんも行ったらとか、そういう話なのか、そういう形で患者さんが増えていったのが印象的でしたね。

この歯医者さんは、なんでこんなに患者さんが増えているんだろうと……。

当然、私自身もどんどん忙しくなって、自分に任されることも増えてきました。

そんな中、医院の体制も、時間の使い方をいろいろ見直しして、増える患者数に対応していったということです。

口は健康の入口

私自身、この医院では最古参の部類に入ってしまいますが、やはり、いろいろと楽しくて働きやすいからなんだと思います。

まず、予防が好きなので、その業務をしっかりやらせてくださるということが大前提としてあります。

先生も、健康というのは、継続して診ることによって保たれるというお考えの持ち主で、実際、「口は健康の入口」と言われますが、歯科と関係が切れてしまうと、健康を害する人も増えてきます。

継続して来てもらうことで予防効果が上がるし、何よりも変化が分かるという先生のお考えがあって、私もまったく同感なのですが、長期的に診られる楽しさがありますね。

もちろん来なくなる人もいるんですけど、0歳の子どもが1歳になり、2歳になり、3歳になり、ああいう子だったのが、こういう子になったという成長が見られる楽しさもあります。

そうした中、先生がある程度の範囲、こういう感じでやってほしいという大枠はあるにしても、任せてくれる範囲が広いから、その楽しさはさらに大きくなります。

普通、そうした場合、どこまでが自分の範囲というのがあいまいで、トラブルになったりするのですが、先生の場合は芯が、これで行くというのがしっかりあって、そこがブレなくて、私たちに任せるのはここだというのを、ちゃんと初めに示してくれるので、わかりやすいし、やりやすいんです。

もちろん、先生が歯科衛生士や予防を認めてくれているというのが、大きいんですけど。

それどころか、お昼をご馳走してくれたりとかして、とても気を使ってくださっている(笑)。

YouTubeの登録者数が10万人増えるごとだったり、保険の点数だったり、あるいは患者さんがたくさん来てくれた月だったり、何かとそういう機会を設けてくださって、だいたい月に2回くらいはそういう日を作ってくださいます。

私たちが予定を組みやすいように、前日より前にご馳走してくださる日を告知してくださったり、そういうところでも気を使ってくださっているのが嬉しいですよね。

先生は昔からモテモテだったと

私はアルバイトも含めると、ここが6軒目になるんですけど、ユニークな歯医者さんだと思います。

先生が変化を常に考えていて、それをスタッフがスムーズに受け入れる体制ができています。

イベントがわかりやすい例ですね。

2023年12月にたい焼きの配布、出来あいのものではなくて、この医院の前で焼いたものを配るイベントの時も、みんな「え～っ?」という感じだったんですけど、できてしまう(笑)。

YouTubeをやると言った時でも、なんかよくわからなくて、「ほお、じゃあやりましょうか」「やってくれますか?」「はい、やります!」って言っちゃいましたけど、むちゃくちゃ大変でした。

動画編集から何から全部、自分たちで勉強してやったんです。

言い方はあれですけど、そういう無茶ぶりのたびに、チームワークも良くなっていくんです。

ただ、これは先生のお人柄だからできるんだと思います。

お育ちがいいというか。

気配りが上手で、言葉がきれい。

それこそ、先生を子どもの頃から知っている患者さんに言わせれば、小さい頃から可愛かった、かっこよかった、モテモテだったと……。

これは、必ず書いておいてくださいね(笑)。

スタッフ４

高田浩美さん

歯科衛生士　勤務歴19年

現在の原歯科医院予防歯科の始まりとなった最初の歯科衛生士で、予防歯科を上手にこなし、19年間の原歯科医院の成長変化を間近に見て来た生き証人。

主にほかの医院で主任を任され、原歯科医院では月６日勤務。真面目で歯科臨床が大好きで、予防歯科の技術はとても高く、患者さんからの信頼は大きい。ほかの歯科衛生士がわからないことがあると高田さんに聞くことも多く、みんなの頼りになっている。

歯科衛生士勉強会にも積極的に参加して、自己研鑽を怠らず臨床に応用している。

また、歯科衛生士用の器具、機材などは彼女のアドバイスを参考にしてそろえてきていて、とても助かっています。

自費診療と同等のことを保険内でやっていることがすごい

私は、歯科衛生士の学校を卒業して、1年歯科医院で働き、結婚して退職し、そこで10年ブランクができましたが、その後また、別の歯科医院で25年前に働き始めました。

この2軒目の医院は、今現在も働いていて、月に6回、こちらに来るスタイルです。

25年前に働き始めたその2軒目は、早い時期から予防に力を入れていて、スウェーデン発祥のPMTC※という徹底した歯面清掃を、そこの先生がフィンランドの先生から学んで既に始めていたんです。

今はこのPMTC、歯科衛生士の学校でも習うみたいですが、私たちの頃は、まだでしたので、医院の現場と、自分でも勉強会（5回くらいのコース。講義と実習）に通い、一から学びました。

その当時、ＰＭＴＣを採り入れている歯科医院というのは、ほとんどなかったと思います。

同じ方向を向くスタッフ

この医院に来たのは、19年前になります。

きっかけは、ここに来ていた矯正の先生が、やはり、今私が働いている医院にも来ていて、ここが人が辞めてしまって歯科衛生士さんがいないから、週一回でもいいからお手伝いできない？　という話があって、そこの先生も週一回なら行って来ればと言ってくださったのがはじめです。

来た当時は衛生士さんが一人いるだけでした。

今では考えられないですね。

患者数も今とは比べ物にならないほど少なくて、三分の一とか四分の一だったんじゃないでしょうか？

この医院が変わってきたなと実感したのは、私が入って1年くらいしてからでしょうか。

優秀な衛生士さんを拡充して、予防をやっていこうという先生の方向性に沿って、スタッフが定着し始めたんだと思います。

スタッフも、同じ方向を向いているなと思える人たちを先生が人選して……。そのせいもあると思いますが、今のメンバーも長い方が多いですし、チームワークもとてもいいんです。

すごい職場だと思います。

私もたまにしか来ないのに、みなさんによくしていただいて。

これはやはり、先生が一人一人に目を配ってくださっているからなんでしょうね。

先生自身、すごく朝早くから来ていますし。

私が来た頃にも、ガチャとかはあったんですけど、台数も少ないし、大きさも全然小さかったですね。

そもそも患者さんの人数が違うので、院内の活気も違いました。

ガチャやおもちゃが、私が来るたびに増えてきて、私もなんとなく楽しませていただきました。

イベントも、歯医者でイベントって、なかなかないですよね。

うちではこういうことをやっているんだよって、ほかの衛生士さんに自慢したりしています。

みなさん、「すごいね」って、驚いてくださいますが、どこか半信半疑だったりもします(笑)。

イベントで一番思い入れがあるのは、本当に初期、患者さんが歯医者さんを体験するという、キッザニアみたいなことをしたイベントですね。

子どもの患者さんがお母さんの歯の型を取ったりして。

いつもは口の中で何をやられているのかわからないのが、こういう体験を通して、恐怖心もなくなるみたいです。

理想的な職場

もちろん、そんな職場ですから、学べることもあります。

なんといっても、先生も含めてみんなのトーク力。

私はあまり上手ではないので、そういうところは、仕事をしながら聞いて、「あ、こういう風に言うんだな」とか、吸収しています。

あと、ここに来る患者さんもすごいです。

もちろん、先生の意向もあるのでしょうが、キチンと時間を守る。

10分前に来てくださいと言えば、キチンと10分前に来て待ってくださる。

それがあるから、あのキチキチの予約を成り立たせているんですね。

普通は、遅れてきたり、無断キャンセルとかは、割とあるのですが……。

ここではこれだけ患者さんがいるのに、ほとんどない。

私たちもタイトなスケジュールの中、何分でこれをやって、あれをやってというやりくりをしなければいけないのですが、この患者さんの時間厳守があるから可能になります。

私自身、ここでの予防業務はとても満足しています。

まず、保険でここまでできるのがすごいです。

45分間のクリーニングもそうですし、子どももしっかりと機械を使って磨いてあげて、フッ素の塗布もしてあげる。

この歯石除去の超音波スケーラー一つとっても、本当にいい機械を使っているんです。

その高価な機械が、何台もあって、1ユニットに1台、衛生士さんの所についているのがすごいです。

ここはそうした、機械などの設備の用意、チームワーク、そして先生の気遣いも含めて、とてもやりやすい、理想的な職場だと思います。

実は私、月に6回とは言っても、結構な遠方から来ているんです。

遠いんですけど、それでも、ここで働きたいなと思っているんです。

※PMTC（Professional Mechanical Tooth Cleaning）。専用の機器とフッ化物入り研磨剤を使用して、歯磨きで落とせない歯石や磨き残したプラークを中心に全ての歯面の清掃と研磨を行い、う蝕や歯周病になりにくい環境を整えること。

スタッフ5
恩田さん

歯科衛生士　勤務歴10年
最初週3日のパートでスタート。9カ月後、夫の転勤で5年間関西に。とてもやさしい性格で患者さんから慕われ、スタッフからも「こんなにやさしい人はなかなかいない」と言われており、5年後に戻ってきたら原歯科医院で一緒に働いてもらいたいと、院長から毎年メールを送られるほどに期待される人材。
5年後に東京に戻り、週3勤務で復帰し、現在は毎日勤務。歯科衛生士としての技術力は高く、彼女から予防歯科を受けた患者さんからの指名が多く、院長からの信頼も大きい。彼女の子どもも小さい頃から彼女自身が原歯科医院予防歯科を実施して、現在、虫歯ゼロを更新中。毎日のYouTube動画投稿者。

イベントではいまだに固まります

私が最初にこの医院に来たのは、14年前になります。

途中、転勤があって、関西で5年間暮らすのですが、その後また、まあ先生がすごく明るくて、雰囲気もいいので、戻りたくて戻ってきたということになります。

関西で歯科衛生士をしている時も、先生から毎年「帰ってくる?」とメッセージをいただきまして……。

これはやはり嬉しいですよね。

関西で仕事をする励みにもなりましたし、もちろん、この医院に戻りたいという気持ちも強くなりました。

元々、私は23~30歳まで学習塾を自分の家でやっていました。

その仕事自体は好きだったんですけど、やはりどこでもやっていけるように手に職をつけたいと思って、その後、歯科衛生士の学校に通います。

学校にはやはり、もう既に歯科医の助手をされている方や、旦那さんが歯科医師をされている方、そういう人が多かったですね。

私は先ほど申したように、手に職をつけたかったのですが、その際漠然と医療系がいいなと……。

で、医療系なら歯科がいいなと直感で思っていたんです。

なぜか私、昔から歯が好きだったんですね。

自分の子どもだけでなく、友人の子どもの歯を磨いてあげるのも好きでした。

昔からの友人には言われますからね、「そういえば、歯が好きだったもんね」と……（笑）。

衝撃だった面接

神奈川で衛生士免許を取って、最初はその近辺の歯科医さんに勤めたんですけれど、出産のため、1回そこは辞めたんですね。

その後、夫の育った東京都府中市に引っ越してきて、3人目の子どもが2歳半くらいの頃だったんですけれども、歯科衛生士の職を探して。

そうした時に見つけたのがこの医院のホームページでした。

そのホームページで謳っている「求められている人材像」というのが、私の理想の歯医者さんだという感じがしたんですね。

面接も衝撃的でした。

医院に入ると、先生が本当にニコニコして駆けよられて……。

そんな経験はしたことがなかったですからね。

本当にウェルカムという感じでした。

あと、この先生は信頼できるなと感じたのは、私は20歳と21歳の時に出産をしているので、履歴書ではそのあたりが空白になるんですね。

たいていの先生は、そこに触れないんですけど、先生の最初の質問がそこだったんです。

「この2年間、何していたんですか?」と。

私も話したいんですよね。

自分のことを話したかったので、もうスムーズに最初から自分の今までのことをお話しできて。

それをまた、先生は本当によく聞いてくださって。

信頼できる方だなと思いました。

まだ3人目の子どもが2歳半だったこともあって。

事情でお休みいただくかもしれませんという細かいお話をした時に、大丈夫です、採用しましょうと、すぐ言ってくださった。

私も、ありがとうございますと、すぐにお返事をして帰りました。

迷いはなかったです。

制服の採寸を、すぐその場でしたこともよく覚えていますね。

笑いの絶えない歯医者さん

私たちの仕事は、患者さんと密にお話しさせていただく機会が多くて、患者さんと笑顔で話すということはよくあるんですけれど、それこそゲラゲラと笑い声が聞こえる医院というのははじめてで、驚きました。

それだけで来るのも楽しいですし、患者さんもそう言ってくださいます。

先生のチェックの時に、少しお話をして盛り上がったりとか……。

先生の声がよく通るので、離れていても、楽しそうな話や笑い声が本当によく聞こえるんですね。

患者さんだけでなく、スタッフも楽しく過ごせるというのは、本当にすごいことだと思います。

私自身は、元々話すのがゆっくりな方なんですけれど、はじめてで泣いている赤ちゃんとか、歯医者は20年ぶりなんていう方には、特にゆっくり、目を見てお話しするようにしています。

私は20歳過ぎぐらいの頃から、ずっとお世話になっている歯科衛生士の方がいらっしゃるんですが、その方は、最初から歯磨き指導とかをしないんですね。

こちらから聞いて、はじめて教えてくれるような感じで。

その感じ、私は、すごく好きだなと思っていて。

私は患者さんが疑問に思ったことを答えてあげられるような、そういう位置にいたいと思っています。

歯磨き指導も、やはり歯の間のケアとかはなかなか面倒なことなので、自主的にやりたいという方もいれば、毎回言われるのは嫌だなと感じられる方もいらっしゃるので、そこはちょっと様子を見ながらやっています。

あとは求められれば、食事のアドバイスもします。

赤ちゃんはもちろんですが、大人の方でも食生活によって引き起こされる口内のトラブルもありますので。

子どもの場合ですが、だいたい歯ブラシでしたら子どもも見慣れているので、歯ブラシを見せて、「やってもいい?」と聞くと、いいよと口を開けてくれます。

そこからスタートです。

最初から器具を見せると怖がる子もいるので、気をつけているところです。

あと、イベントに関しては、私の場合、まずは最初、固まってしまいますね。YouTubeの投稿も、先生からそろそろやってみようかと言われて、まずは固まる(笑)。

でも、やらないという選択肢はないので(笑)。

周りの方に教えてもらいながら、模索しながらやっています。

スタッフ6

Nさん

歯科衛生士　勤務歴5年

2歳から原歯科医院で予防歯科に通い、当時の原先生に抱っこされていた。予防歯科をしてくれた歯科衛生士に憧れて歯科衛生士になり、歯科衛生士学校に通学中も原歯科医院にアルバイトに通う。卒業してほかの歯科医院に勤務中に原先生に正社員の誘いを受け、原歯科医院に勤務するようになり、現在は男の子を出産し育休中。

歯科衛生士の仕事が大好きで歯科衛生士になったので、患者さんからの人気は高く、院長からその技術力は高く評価されている。毎日のYouTube動画投稿者。

子どもの頃通っていた歯医者で歯科衛生士

この医院には、元々、幼い頃から患者として通っていました。

当時から先生はとてもフレンドリーで、私が唯一来られる病院が、この医院だったんです。

なんか病院らしくない感じが、いい意味ですごく良かったですし、歯科衛生士さんが、すごく仲良くしてくださって、歯磨きの方法も教えていただきました。

クリスマスの時期だとクリスマスツリーを飾ってあるのですが、歯磨きがうまくできると、オーナメントを一つくださったり……。

なんかおまけもついてくる(笑)。

歯磨き自体も、歯磨き粉にいろいろな種類、味があって、「今日は何味にする?」って、選ばせてくれたんです。

何か、常に一つ、楽しい要素があるんですよね。

当時、幼稚園とか小学生の時に習い事で、英会話をやっていたんですけど、先生はそれを聞くと、私のつたない英語を一生懸命聞いてくださったり。

歯科衛生士さんも、そんな子どもの言うあれこれを一生懸命聞いてくださる。親だと、どうしても「はいはい」って、聞き流してしまうところを、ちゃんと聞いてくださるのが本当に嬉しくて……。

ここで、歯医者さんって楽しいところだと、すっかり刷り込まれてしまった感じですね。

でも、おかげ様で、今年30歳になるんですが、虫歯ゼロです。

歯医者さんで虫歯の治療を一度もしたことがないんです。

もっと言えば、私の下に姉妹が２人いて、この医院にずっと通っているんですけど、この２人も、虫歯はゼロです。

イメージ通りの仕事ができる

この医院は最初、衛生士学校時代にアルバイトをさせてもらったんです。

本当は卒業後にすぐここで働きたかったのですが、ここの歯科衛生士さんの技術力はとても高いので、学校を卒業してから3年くらい、ほかの医院で勉強がてら、仕事をさせていただきました。

ある時、原先生から「原歯科で働かない？」と声をかけていただいて、戻ってきたという経緯になります。

技術的なところは、まだまだ勉強中ですが、先生やほかの歯科衛生士さんがよく話しかけてくださり、すごくコミュニケーションを取ってくださいますので、そこは本当に救われていますし、私自身、そういうところは大事にしたいなと思っています。

技術に関しては、前の医院では、そこまで予防に力を入れていなかったので、正直、ここに来た時には不安でした。

もう、先輩たちのを見て盗むしかないなと……。

みなさん、とにかくしゃべるのも、指導するのも上手なんですよ。

それぞれ、やり方は違うんですけど、いいなと思ったことは、メモしたりしました。

歯ブラシの指導をする時も、音をつけてみたり、当て方の角度をしっかり教えたり……。

患者さんのモチベーションを上げるような言い方も上手ですし、いい意味での無駄話も多い。

あと、前の歯科医院では、治療の合間に、ちょっとお掃除しておいてと、少し、歯科衛生士としては雑に扱われている感じもあったのですが、そういうことがないのもいいですね。

とても充実感があります。

まずは1日、自分の枠をもらって予約を取るんですけど、その予約がびっちり入っていて、全員こなすとすごく達成感もありますし、何よりもこの医院では、子どもの頃に通って、イメージしていた歯科衛生士さんのお仕事がそのままできているという感じなんです。

歯医者でチョコレート？

もちろん、スタッフさんの技量であったり、チームワークによるところも大きいんですけど、結局は先生の存在なのかなと……。

とてもアイディアが豊富な方で、時々、無茶ぶりっぽくなることもあるんですけど、たとえば、チョコレートのつかみ取りなんていうイベント、歯医者さんではありえないじゃないですか。

正直、最初に聞いた時は驚愕しました。

発想が豊かなんですね。

間違い探しクイズの写真とか、あれ、結構難しいんですよね。

毎回、この時期が来たかという感じで、私も楽しんでいます。

いろいろなイベントがあるので、少し時間がタイトになってしまう時もあるんですけど、スタッフもみんな仲がいいので、「まあ、やりましょう」という感じで、医院自体が前向きなのがいいですね。

今、私は産休中で、今日も子どもを連れてきているんですけど、みなさん見ていてくださるし、本当に助かります。

この子や、私が診た子どもの患者さんが、私のように将来、ここのスタッフになったら、嬉しいですね。

スタッフ 7

Yさん

歯科助手　勤務歴9年

元患者さんで、3人の女の子を小さいころから原歯科医院予防歯科に通わせて、虫歯ゼロを更新中。いろいろなことを知っていて、わからないことがあると、「Yさんに聞いてみよう」とスタッフからも信頼されていて、また細かいところまで気づき、仕事を確実にこなしてくれるので、院長からの信頼は大きい。子どもが大好きで、来院した子どもたちにやさしく寄り添い、さらにその子育て中のお母さんにも、子育てを経験した先輩ママとして優しくお声がけをするので、患者さんからの信頼はとても大きい。

また、院長の母が大変お世話になり、「あのやさしいYさんいないかな」といつも言っていたのを思うと、感謝でいっぱいです。

患者さんの「やり続けてくださいね」というお言葉が嬉しい

この医院には、20〜30年前に患者として通っていたんです。まだ子どもも小さくて……。

医院の雰囲気も今とはまったく違って、先生も真面目そうでしたし、もっとスタイリッシュな歯科医院というイメージでしたね。

働くきっかけは、長女が当時歯科衛生士の学校に通っていて、そのつながりで先生に誘われたのが縁です。

6〜7年ほど受付を担当しておりましたが、現在は助手として、先生に付くようになりました。

歯科医院で働くというよりは、いろいろな仕事をやってみたいという思いの方が、強かったですね。

できるだけ怖がらせない

ここに来る前は、保育助手として、保育園で働いていました。

ですので、やはり子どもは嫌いじゃないです。

今のこの医院は、本当にお子さんが楽しそうにやってきます。

一番の理由は、怖くない。

楽しい場所だと認識して来てくれている子が多いのかなと思っています。

予防で来ていて、その予防が痛くない。

痛くないからそんなに怖いところじゃないという認識が、しっかりと行き渡っているんですね。

私自身も、お子さんには普通に接しているつもりですが、やはり怖がらせないように、できるだけやさしく接するように努力しています。

とにかく、ほかのスタッフのみなさんも、ご自身がお母さんということもあると思うんですけど、接し方が上手なんです。

あと、常々思いますが、スタッフ同士揉《も》めることがない。

普通、女性ばかりの職場というのは、それなりに難しかったりするのですが、
ここは本当にそういうことがない。

みなさん、本当に大人なんですね。

自分で言うことじゃないかもしれませんが、先生の人選もいいのかもしれませんね(笑)。

大好評だったたい焼きの配布

この医院で、最初になんでも楽しむのは先生です。

本当にいろいろ……。

なんと言うんでしょう。

いい意味での子どもっぽさを忘れてないというか……。

楽しいことが大好きなんですね。

それをスタッフみんなが、フォローしている感じもあります。

先生が一番年上なんですけど、何か面白いことを、最初に、あっと思いつく。また、実際それが、なんか、へぇっと思わされるような発想だったりするんですね。

２０２３年12月にやったたい焼きの無料配布も、「えっ、ほんとにやるの？」と思ったんですけど、確かに準備は大変でしたけど、やってみるとすごく楽しい。

患者さんも喜んでくれて、次回とかも楽しみにしている。

ワクワクがいっぱいの歯科医院だと思います。

患者さんからも、「やり続けてくださいね」というお言葉をいただくこともあって、そういう言葉を聞くと、そういうことを言ってもらえる先生って、いいなあと本気で思いますね。

スタッフ 8
石田さん

受付専任　勤務歴2年

前職は幼稚園の栄養士

原歯科医院面接時に採用決定後、異例の翌日からの勤務スタート。仕事を始めてから教えられたことをメモに取り、わからない時はそのメモを見て確認し業務をこなす。一度教えてもらった事を再度聞くことはせず、先輩の負担になることは極力なくすという人物。いつも笑顔を絶やさず受付には適任。患者数が増加しているにもかかわらず、日々の受付業務をキチンとこなしているのはすごい。年配スタッフが多い中、20代半ばで原歯科医院で働いてくれているのには感謝しかない。

私が子どもの頃の歯医者さんとは大違いです

前職は幼稚園で栄養士をしていたのですが、何か新しいことがしたい、受付をしてみたいと探していて、求人サイトでこの医院に行き当たりました。

面接の前にはこの医院のYouTubeも見たんですけど、もうびっくりしましたね。今では全然、普通に感じてしまっていますが、なんで診療室でゲームしているの？

と、そういう感じでした。

なんか歯医者じゃないみたいだと……。

治療しながら本読むとか、そういうことをするというのは、私の中ではありえなかったので……。

でも、なんか楽しそうな歯医者さんだと思って、それがここに来た理由でもあったんです。

そのことは、面接の時に先生にもお伝えしました。

面接では、前の仕事のこととかを聞かれましたが、明日から働ける？ と聞かれた時には驚きました。

私も、ついつられて、ハイと答えて……。

次の日から働くことになったんです。

歯科医院なのに楽しい

受付の仕事は本当にバタバタで、忙しいんですけれど、なるべくそれを表に出さないようにしています。

顔や表情もそうですけど、「ああ疲れた」というような雰囲気は絶対出さないように気を付けています。

それと声ですね。

電話の対応とかもそうですけど、声でもいろいろなことがわかると思うので、そこは気を付けている。

これは私の経験上の話になりますが、病院の受付さんって、なんか少しツンツンした方が多い気がしていて、私自身がそういう雰囲気が好きではないので、極力、来院される方が、気持ちよく過ごせるように気を付けています。

まずは、笑顔を絶やさない。

大事にしていることです。

イベントも同じですね。

私はまだ、日が浅いので、あまり参加できていないのですが、綿あめをふるまったり、たい焼きを配布したり、楽しそうでいいですよね。

イベント、先生も楽しいことが好きだと思うので、全然やりましょうっていう感じでいつも思っていますね。

歯科医院なのに楽しいところ。

もう、これに尽きると思います。

だって、治療しながらマンガ読んでいていいよとか、ゲームしていていいよとか言われるわけですし。

フッ素を塗ったらガチャが引ける。

他の歯医者さんとは全然違う。

私が子どもの頃の歯医者さんとは大違いですね。

母も、ここのYouTubeを見せたら、絶対に私をここに通わせたかったと言っています。

みんなでカバー

仕事に関しては、ここは本当に患者さんが多いので、電話取って、カルテ作って、カルテを運んでと、仕事量も多くて結構大変です。

でも、ほかのスタッフの方たちが、みんなやさしくて……。

私はほかの方々とは少し年齢が離れているんですけれど、本当にやさしく接してくださいます。

何かあればすぐに声をかけてくださいますし、仕事の後もご飯に一緒に行ってくださったり。

これは本当に大きいです。

最近は、患者さんからも話しかけられることが増えてきていて、これも嬉しいですね。

もちろん、原先生も優しいです。

スタッフの髪型が変わったりしても、すぐに気がついて声をかけてくださいますし、常にやさしいし、基本的に怒らない。

最初の頃は私も結構ミスしてしまって、すみませんと謝っても、「ああ、大丈夫、大丈夫。次がんばろうね」と、むしろ応援してくれる感じです。

決して甘やかしているわけではないんですけど、ミスをしても気持ちの面を含めてみんなでカバーしようという、そういう空気感がここにはあって、本当にありがたいですね。

第3章

予防医療の世界へ

コンビニより多い歯医者

「はじめに」でも触れましたが、私の使命は、「虫歯にならない子どもたちを増やしていく」ことです。

そして、その使命を継続していくためには、歯科医院としての経営を持続させていく必要があります。

かつて、地域の歯医者さんというのは、やはり地域の患者さんと一緒に育っていくものでした。

しかし、2010年頃から、盛んに「歯科医院はコンビニより多い」「過当競争で利益が上がらない」ということが言われ、歯科医院の過剰が注目されてきました。

調べてみますと、全国のコンビニエンスストア数5万5641店（一般社団法人日本フランチャイズチェーン協会「JFAコンビニエンスストア統計調査月報（2024年5月度）」に対して、歯科医院は6万7755（厚生労働省「医療施設動態調査（令和4年9月末概数）」と、歯科医院の方が1万2000軒以上多いですし、「経営が苦しい」という声もお聞きします。

そして、「令和4（2022）年医療施設（静態・動態）調査」によれば年間1410件の歯科医院が廃業しています。

歯科医院の数自体については、経済協力開発機構（OECD）の中で突出しているわけでもありませんので、私は特に問題だとは思いませんが、その数が、東京などの大都市に集中していることは気を付けないといけません。

実際、この調布でも、町を歩けば、すぐにいくつかの歯科医院を見かけます。

その場合、患者さんはどういう歯科医院を選ぶでしょうか？

古くからある、薬剤の匂いがぷんぷんする高齢の歯科医がいる歯医者さんでしょうか？

それとも、清潔感があり、待合室には優しいＢＧＭが流れ、歯科医も歯科衛生士さんも若々しくにこやかで、設備も最新（言うまでもなく、設備は新しければ新しいほどいいですね）の歯医者さんでしょうか？

言うまでもありませんね。

利益率について

みなさん、ご存じのように、日本では保険証やマイナンバーカードを提示すれば、誰でも必要な医療行為(診察、治療、処方など)を受けることができます。

医療機関にその対価として支払われる費用は「診療報酬」と呼ばれ、厚生労働大臣が定めた医療行為一つひとつの点数を足し合わせて算出した金額となります。

そのうち、自己負担分(およそ3割)は患者が、残りは加入している医療保険者が、医療機関に支払うことになります。

医療機関で働く医師、看護師、歯科衛生士などさまざまな医療スタッフにかかる人件費のほか、医薬品・医療材料の購入費、医療機器・機材にかかる費用、施設維持・管理費用は主に、この「診療報酬」から賄っています。

その診療報酬は、医療行為ごとに決められた点数を基に「1点＝10円」として算出されますが、そもそも、この医療費に落とされる割合が、歯科はとても少ないという問題があります。

一番多いのが医科で、次が薬科、そして歯科の順になり、歯科は7〜8％くらいしかありません。

そうなると、赤字の処置も出てきます。

たとえば、入れ歯を保険でやれば赤字です。

今、金属の価格が上がっているので、銀歯も保険だと赤字になります。

通常の虫歯の治療も、1時間一生懸命治療しても、マイナス500円とかマイナス300円にしかならなかったりします。

おそらく数えていけば、赤字の処置というのは、歯科の場合、全体の30％くらいあると思います。

これでは歯科医院はやっていけませんよね。

予防医療に舵を切る

当院も、父親の代からの古い歯科医院でしたから、何かをしなければなりませんでした。

そこでたどり着いた戦略が、「子どもの予防」です。

子どもの予防で歯科医療に関われば、子どもたちは大人になっても当院に通ってくれる。

予防がしっかりできれば、子どもたちも幸せだし、おやごさんも幸せになります。

さらに先のことを言えば、ゆくゆく年を取れば、唯一の楽しみは「食べること」です。

こちらも「はじめに」で少し触れましたが、歯の健康を維持することは、健康寿命を延ばすことにもつながります。

たとえば、歯周病。

歯周病によって引き起こされる口内の炎症が原因で、肥満・血管の動脈硬化による心筋梗塞・脳梗塞、炎症性物質が血糖値を下げるインスリンの働きを低下させることによる糖尿病の発症、また、歯周病菌の誤嚥《ごえん》による誤嚥性肺炎が誘因されることが知られています。

さらに、歯周病菌の一つが持つ「ジンジパイン」というタンパク質分解酵素が、アルツハイマー病悪化の引き金を引く可能性も示唆されています。

もちろん、そもそも歯が健康でなければ、咀嚼《そしゃく》がままならないということになり、加齢による心身の衰え（フレイル）の原因となり、要介護状態となるリスクが高まることになります。

さらなる超高齢社会に向けて、間違いなく、予防歯科のニーズは高まっているのです。

「虫歯にならない子どもたちを増やしていく」という私の使命、そして、利益率を重視した今後の経営のことを併せて考えた時、「予防医療」の選択は必然でした。

私の学生時代も、ここで歯科医院を開業した1990年当時も、「予防医療」という考え方は浸透していませんでした。

ただ、学生時代もそうでしたが、開業当時も、今後、予防は必要になるだろうなという予感はあったんです。

そういうこともあり、当時数十万円もする勉強会に月1回くらい通いました。

元々は当院の患者さんから、「先生、インプラントというのがあるらしいですね？私は入れ歯が嫌いなので、先生のところでできないの？」と言われたことがはじめてです。

インプラントは、ちょうど私の大学の先生が歯科先進国スウェーデンの技術を持ち帰ってきた時期でしたので、そこで学びましたし、さらにはホワイトニングなどの審美歯科も勉強しました。

まだ若かったということもありますが、大学病院でやるようなことも全て、この医院でできるようにと勉強していました。

さらに、アメリカで予防や歯周病について勉強していたスタディグループに縁があって入れていただき、予防、歯周病関連へ大きく舵を切ることになります。

まずは、歯周病予防のシステムは学んでいたので、それを安い料金で、自費診療でやろうと……。

1997年のことです。

ただ当時は、助手さんと受付、さらにパートの4人くらいのメンバーで、歯科衛生士さんもいませんでした。

そこで、勉強会の伝手《つて》でフリーランスの歯科衛生士さんを紹介していただき、最初は一人、週に1日来ていただき、さらに一人追加して、週に2日、「予防の日」という形で始まったんです。

そのうち患者さんが増えてはくるのですが、最初は、1日に一人しか患者さんが来ないなんていう日もありました。

歯科衛生士さんとは1日7時間勤務で契約をしていますから、1回の診療が1時間くらいだとして、一人しか患者さんが来ないと、6時間はまるまる余ってしまうわけです。


時給ではありませんので……。


ただ、それは決して無駄ではなかったんですね。

私自身も、予防をする時に、何が重要なのかはわかっていなかったので、フリーランスの歯科衛生士さんがやることを見ることで、たくさんのことを学べました。

たとえば、言葉遣いを含めた接遇サービス。

私は歯科医ですから、そういうことを意識したことがなかったわけです。

そして、クリーニングの技術。

これも、言葉で説明をするのは難しいのですが、本当に人によって技術が違います。

うまい人になると、まず、痛くない。

たとえば、歯周ポケットのクリーニング。

歯と歯ぐきの間にある溝が深くなることでできるのが歯周ポケットですが、その2ミリの隙間を掃除するのでも、うまい人だと、本当に痛くないんですね。

マッサージで本当にうまい人というのは、痛みをまったく感じさせずにしっかりとほぐしていく、それと同じだと思います。

ちなみに、現在、当院で一番うまいのは布川さん(93ページ参照)だと思います。

先日も、海外から視察で来られた方が布川さんのクリーニングを受けて、「あの人はすごい、パーフェクトだ」と、絶賛して帰っていきましたが、技術も接客の優しさも特級レベルです。

残念ながら、日本では、歯科衛生士さんの等級がないのが残念なくらいです。

最初の1年は、赤字でした。

フリーランスの歯科衛生士さんの日給が当時、1万6000円くらいしましたが、なかなか予防の患者さんが増えなくて……。

1日に一人しか患者さんが来ないという状況でした。


やはり、自費でやっていると、どうしてもお金がかかってしまう。

はじめの歯周病関連と予防関係の口腔内検査などを一通りやると、数万円くらいかかりますし、その後のメインテナンスを3カ月に1度くらいするのですが、そこでまた、1万円くらいかかります。

このエリアは、意識の高い住民の方は多いのですが、経済的には港区なんかとは違いますので、やはりこの価格はキツイですよね。

患者さんに予防の重要性を説明しても、「私はいいです」と断る人や、私に勧められてしまうので、経済的にそこまで余裕がないのに、断れずに高額な料金を支払っていく人もいました。


ただ、それでも徐々に患者さんの数は増えてきたので、常勤の歯科衛生士さんを正社員として一人雇い、フリーランスの一人はあまり勤務態度がよろしくなかったので、お断りして、さらに常勤の方を雇い、残ったフリーランスの方がご結婚を機に退きと、いろいろありましたが、最終的に常勤の歯科衛生士さん3名の体制を取れるようになったんです。

この頃にはもう、一人の歯科衛生士さんに対して1日に4～5人の患者さんが付くようになっていましたから、黒字にはなっていました。

当時、予防に力を入れている医院は稀でしたので、当院はかなりユニークだったと思います。

通常、自費率が10～15%と言われるところ、当院は60%でしたから……。

経営の観点から、自費率は重要視していましたので、それはそれでよかったのですが、やはり、患者さんが減ってきます。

ざっとですが、40%減りました。

ある程度患者数を確保できたところで予防に舵を切りましたので、そのくらいの減少は想定内でしたし、その分はインプラントや審美、あとはホワイトニングなどの自費診療でカバーはできていました。

ただ、みなさん誤解されるのですが、自費の割合を増やしたからといって、利益率がものすごく上がるというわけではないんです。

結構、時間も取られますので、その頃でも25〜35％くらいだったと記憶しています。普通の歯科医院の利益率と変わりませんね。

この状況が5年続きました。

この先のことを考えると、難しいことは間違いありませんでした。

「あそこの歯医者さんは、高い」

そういう評判もあったようですし……。

さらに、受付と歯科衛生士さんを3人雇っているだけで、助手さんがいませんでしたので、全部、自分でやらなくてはいけなかった。

口腔内撮影一つとっても、まだデジタルカメラのないフィルムの時代でしたので、全部自分で撮影して、写真屋さんに現像に出して……。

で、戻ってくるとうまく撮れていないので、やり直し……。

限界でしたね。

予防が保険適用に

2010年頃だったと思いますが、2年ごとに行われる厚生労働省の「診療報酬改定」の報告で、予防、特に歯や口腔機能を長期的に維持するための歯周病対策の重要性が検討されるようになっていました。

その後、2014年の歯科衛生士法の改正で、歯科衛生士が患者さんの予防措置をする際に、医師の立ち合い、直接指導の必要がなくなりました。

将来的に歯科衛生士だけで老人ホームや家庭などに出向いて、口の中のケアをすることも視野に入れた改正だと思います。

そしてとうとう2016年の診療報酬改定で、フッ素塗布や予防的なPMTC（歯石除去・歯面清掃）なども保険の適用範囲となりました。

政府としても、虫歯治療や、その後の入れ歯などの処置で点数を取られていくよりも、予防に費用や財源を充《あ》てた方が、相対的にお金がかからないと考えたのでしょう。

当院は、2007年から保険診療に切り替えていましたが、その後数年間の改良を重ねた上で、この2016年の改定をもって、現在の予防システムになりました。

保険での診療ということになると、ここは逆に縛りも出てきます。

たとえば、一回の診療にできる範囲や、かけていい時間、使っていい医療資材などの範囲が決まってしまいますので、そこは自費とは違うところです。

それでもやはり、予防を多くの人に安い保険内でというのは、常に自分の頭の中にありましたし、もう一つ、地域に密着した歯科医院は、やはり、保険診療の選択しかありませんでした。

前述したように、自費診療の場合、たとえば、はじめの予防関係の口腔内検査などを一通りやると、数万円くらいかかってしまう。

これは、患者さんにとってはなかなかの負担です。

実際、その当時、予防の処置を受けられる患者さんは、全体の1~2割程度だったと記憶しています。

それが、今現在の保険適用の場合ですが、小学生までは、フッ素塗布を無料で行える。

この差は大きいです。

さらに予防歯科の場合、日常的に歯科医院に来られる環境の方が、絶対にいい。

そして、多くの人、特に子どもの歯の健康を維持したいのに、自費診療中心だと、全体の1~2割のお金に余裕のある人しか治療できない。

そう考えると、保険診療を中心に運営していく以外の道はありえなかったわけです。

私としては、すぐにでも保険を使った予防医療に転換したかったのですが、残念ながら、大きな問題がありました。

当時のスタッフがついてこなかった。

保険でやりたいと言ったのですが、その時いた歯科衛生士さん全員に反対されました。

それは、わからなくはないんです。

自費率が60％にも到達していれば、患者さんは少ない。

高いですから……。

限られた患者さんしか来ない。

でも、それでもスタッフさんのお給料は払えていた。

彼女らも、いまさら、保険診療中心の忙しい歯科医院では働きたくはないわけです。

「保険診療にしたら、意識の低い患者さんしか来なくなるから嫌だ」とまで、言われました。

そうなると、私としては、制限のない自費での予防しかできない衛生士さんには、辞めていただきたかった。

しかし、解雇はできない……。

当時3人いた歯科衛生士さんが辞めるのをじっと待つしかない状態になってしまいました。

保険診療切り替えへの機は熟したのに、何もできない状況は、本当に辛かったですね。経営にも余裕がなくて、このまま続けたら、潰れてしまうんじゃないかという状態が、2年続いたわけです。

そんな先が見えないような状況にスタッフさんも嫌気がさしたんだと思います。もう、我慢比べですね。

一人辞め、二人辞め、最終的にはみなさん当院を離れ、私としてもようやく次のステージに進むことができたんです。

歯科先進国では

ここで少し、歯科先進国における予防医療の現状についても説明させてください。

この章でも、歯科先進国のスウェーデンと書きましたが、そもそも「予防歯科」の基礎は、1970年にスウェーデンが「虫歯と歯周病の予防」を国家戦略としたのが始まりです。

その基盤を作ったのがイエテボリ大学のペール・アクセルソン博士で、「予防の父」と呼ばれています。

実際の取り組みとしては、国民の予防歯科が義務化されました。

その上で、口腔内のチェックや、磨き残しがある部位の歯磨き指導を定期的に、20歳未満の国民には無料で歯科医院で行いました。

1972年から2002年までの30年間で行われた「成人に対する長期予防臨床研究」

によると、研究対象になった３７５名（2～3カ月に一度、予防処置を行い、ホームケアのやり方を教えた）のほとんどが歯を失うことがなかったのに対して、年に一度、歯医者に行って治療するだけだった１８０名は、虫歯と歯周病を防ぐことができなかったという結果が出て、その調査結果は、その後の世界中の歯科業界に大きな影響を及ぼしました。

日本でも「８０２０運動」という、「80歳になっても20本以上自分の歯を保とう」という、厚生省（現・厚生労働省）と日本歯科医師会が平成元年（１９８９年）に提唱した運動がありますが、スウェーデンでは、２０００年にこの20本を達成しているんですね。

２０１５年のスウェーデンの医療紙[※1]によれば、２０１３年時点のスウェーデンの80歳の残存歯数は21・１本、そこに近い時期（２０１６年）、日本の80～84歳の残存歯数は15・３本[※2、※3]でした。

日本の「予防歯科」は、２０１６年の診療報酬改定のあと、２０２０年には初期段階の歯周病のメインテナンスや、虫歯の初期段階での薬品塗布などの予防治療に保険が適用されることになりました。

さらに2022年4月には、健康寿命の延伸を目的とした医科と歯科が連携する医科歯科連携も改定内容に盛り込まれました。

特に、子どもや保護者への歯磨きの指導に対する診療報酬が引き上げられたことが大きなポイントで、当院にとっても、大きな影響がありました。

スウェーデンのような歯科先進国に較べた時、日本の「予防歯科」は、まだまだ始まったばかりと言っても過言ではありませんが、高齢社会、健康寿命など、来る日本の将来を見据えた場合、避けて通れない道筋であることは間違いないわけです。

脚注)

※1　swedish dental journal vol 39 2015

※2　厚生労働省　平成28年歯科疾患実態調査より

※3　令和4年歯科疾患実態調査では、15・6本

予防業務を専門に

原歯科医院に話を戻します。

当院は、2007年に「予防歯科」を自費診療から保険診療に切り替えました。

結局まるまる2年かかったのですが、最後に残っていたトップの人がお辞めになった。

ところが、ここからまた、苦難が始まります。

保険診療で予防をやると言っても、歯科衛生士さんもいないわけです。

募集をかけても誰も来ない。

仕方がないので、結局3カ月間でしたが、予防業務は中止です。

せっかく少しついた予防の患者さんも離れていきます。

できるのは、私の治療だけです。

そうこうするうちに、常勤の歯科衛生士さんが最初一人、そのあともう一人と計2名入ったので、前に来ていた患者さんに手紙を書くわけです。

「新たに歯科衛生士さんが入りました。予防も保険適用されますので、是非来院ください」

でも、一度離れてしまった患者さんはなかなか戻りません。

近所の児童館に医院の紹介チラシを持って行き、館内に貼ってもらうように交渉しに行ったりもしました。

しかし、公共の機関ということで断られます。

さらに、歯科衛生士さんも、なかなか定着しない状況が続きます。

二人のうちの一人が1年半くらいで辞めてしまい、その後に来た歯科衛生士さんはあまり経験がなく、でも、その人も辞めると、半年、1年単位で若い歯科衛生士さんがぐるぐる入れ替わる状態でした。

来ている歯科衛生士さんはみな若いですし、リーダーシップを取れる人もいない。年齢差もありますが、私との関係もなかなかうまく行きませんでした。

そうこうするうちに、ちょっと問題ありだった若い歯科衛生士さんがほかの助手さんなど3名を煽動《せんどう》して、年末にごそっと辞めてしまうということもありました。

年明けに残ったのは、私と、アルバイトで来ていた矯正専門医と、子育て中で受付をやっていた歯科衛生士さんの3人でした。

ここからまた、立て直しです。

当院に来ていた矯正の先生からの伝手でお会いした女医さんの紹介で、まずはパートで来てくれる歯科衛生士さんが入って、その半年後、ようやく月6回来てくれる歯科衛生士の高田さん(100ページ参照)が来てくださいました。

そして、その後割とすぐにディズニーランドの元キャストだった加藤さん(87ページ参照)が入ります。

この時点でようやく、スタッフの面でも安心できたので、さらに歯科衛生士さんを充実させようと、ハローワークで募集をかけたわけです。

実は、今にして思えばですが、この募集はかなりラッキーでした。

というのは、まだこの時代、予防を専門にしている歯科衛生士さんというのは、そんなにいたわけではなかったんです。

その上、私も広告にお金をかけるタイプではないので、ハローワークで募集をかけただけです。

それなのに、6人が来ました。

募集をかけた時の条件は2つ。

1. 予防業務を専門
2. 時給は1500円

1の「予防業務を専門」ですが、歯科衛生士さんは普通、予防業務をしながら、時間が空いたらドクターのアシスタントにつくことが多いのです。

それを当院では、予防業務だけをやっていただくと……。

そうすると、逆に予防業務のできない人は、来ることができません。

2の時給ですが、これは当時この地域で、1000～1100円が当たりまえの時に、一番高い時給を提示しています。

この2つの条件がうまく響いてくれたんだと思います。

最終的に4人になりましたが、本当に優秀な、私が望む通りの歯科衛生士さんを雇うことができたんです。

この中には、今もいる布川さん（93ページ参照）や恩田さん（107ページ参照）がいます。

全てのスタッフが素晴らしいのですが、医院の運用面に関しては、布川さんが来てくれたことは大きかったです。

技術はもちろんですが、人間的にも素晴らしくて、相手にわからないようにうまく気遣いもできる。

彼女が来てくれたことで初めて、自分の目指す「予防歯科」をやっていけるなと自信が持てたんです。

一つだけ付け加えさせていただけば、4人の歯科衛生士が来るまでの期間も決して無駄ではありませんでした。

その間、自費診療でできる限りの予防をやってきたわけで、それは、当院のアドバンテージでした。

そこで得た技術をそのまま、保険診療につぎこみますから、みなさん、もう浮気できなくなってしまうんですね。

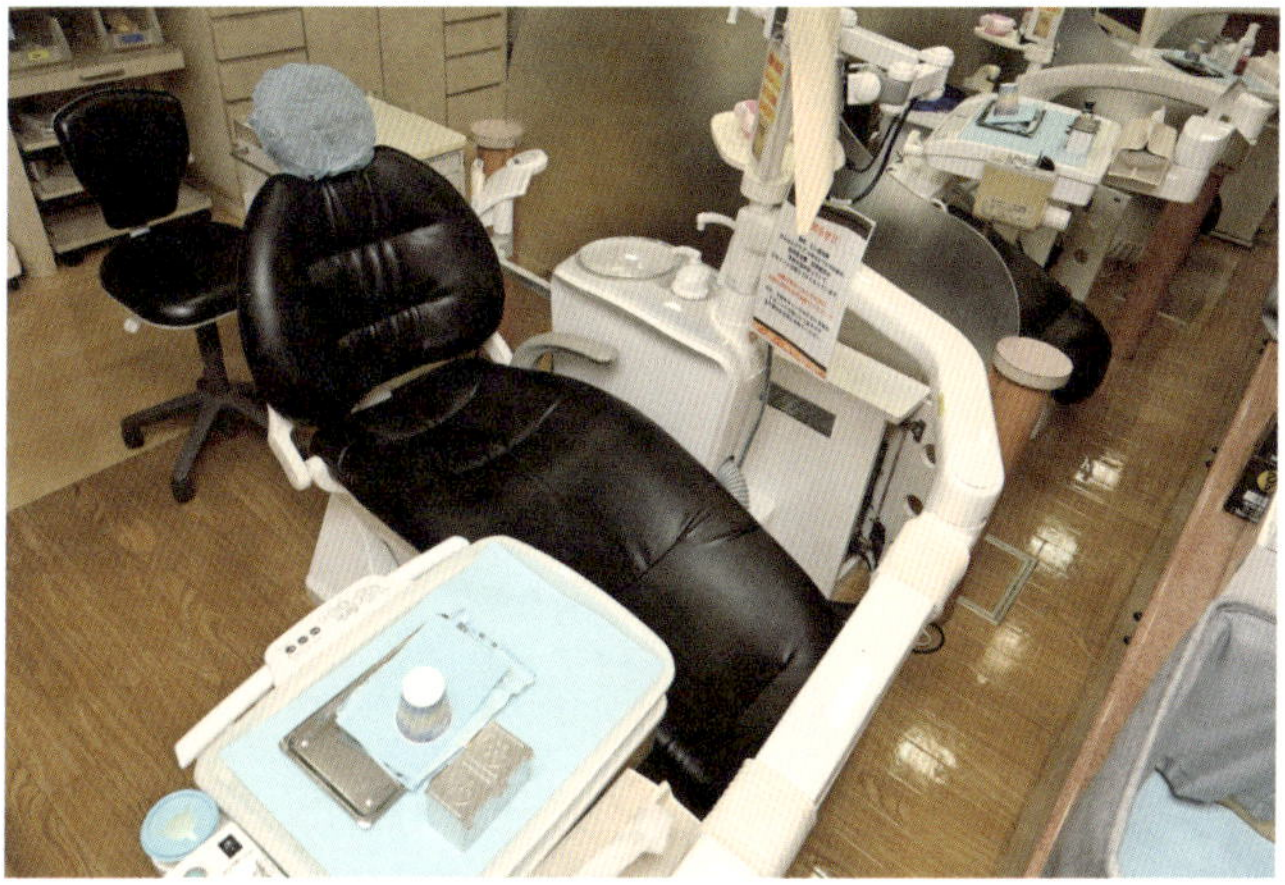

本革のユニットです。ホールド感がしっかりあって、患者さんに「ファーストクラス並みのチェア」だと評判です。1時間近くの診療になりますから、できるだけ、患者さんが疲れないものを選びました

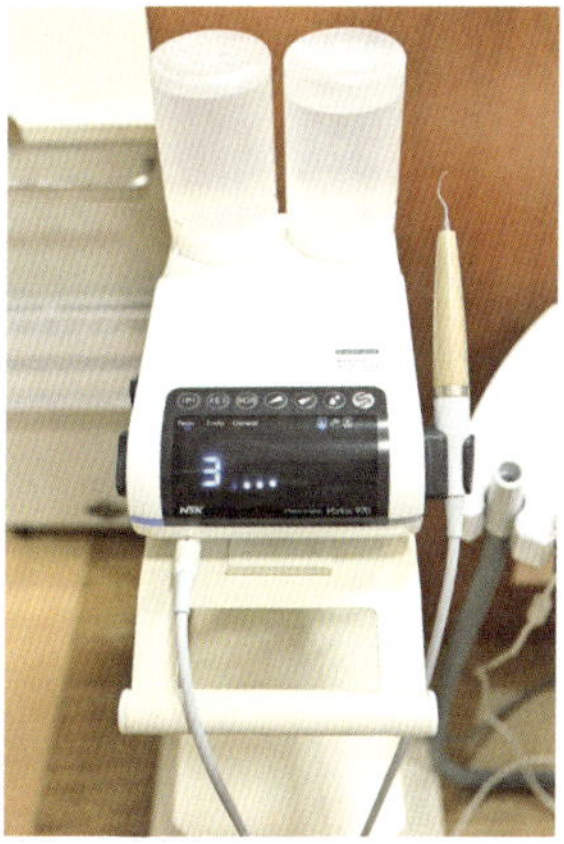

歯石除去の超音波スケーラーのバリオスです。普通、保険診療では使わないような機材

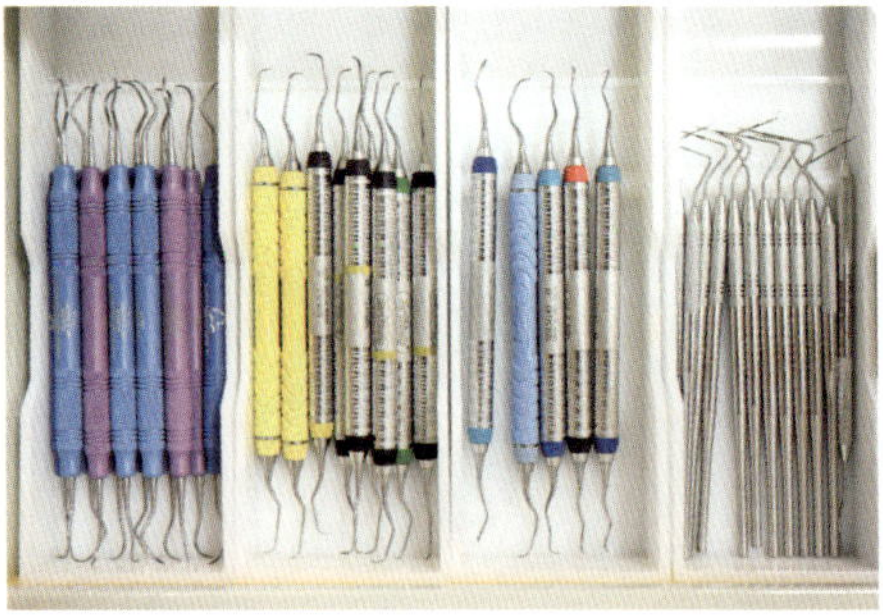

歯垢や歯石を除去する際に使用するスケーラー。こちらも早いサイクルで交換

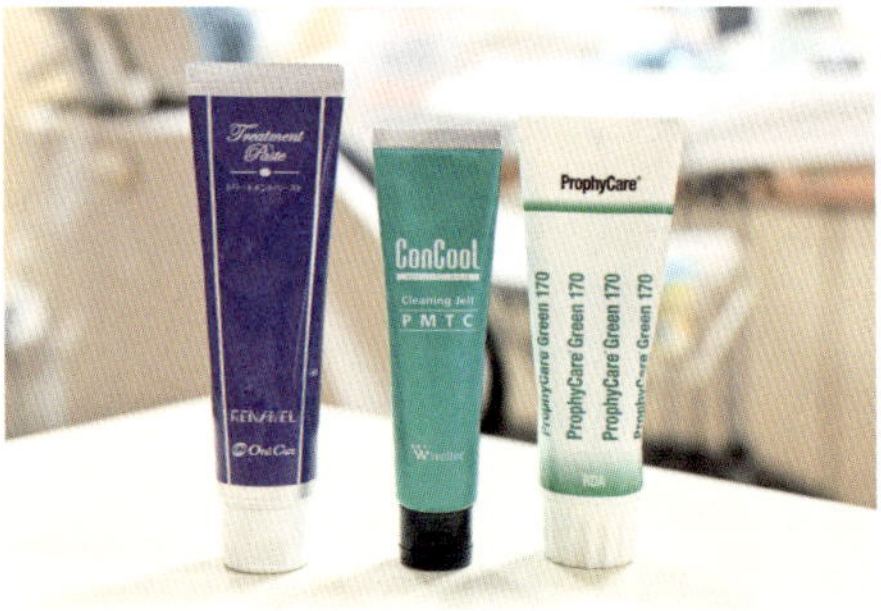

自費診療で使うレベルのペースト

この頃になると、予防歯科を受診しに来る子どもたちが増え、その子どもたちからの噂で児童館からの子どもの患者が増加し、さらには児童館の先生まで医院に来るようになりました。

さらに噂は広がり、ほかの児童館2つからも子どもの患者がくるようになりました。

私が卒業した、医院から徒歩1分の調布市立八雲台小学校からの子どもたちも、この医院の楽しい噂を通院している患者の子どもたちから聞いて来るようになりました。

その後、調布市内の小学校からの小学生患者さんがどんどん増加します。

こうなると、この後、第1章で説明しましたが、イベントが効果を発揮します。

イベントに参加した子どもたちからの噂を小学校で聞いて翌日から多くの子どもたちがイベントに参加するようにもなってきました。

こうして、ようやく、今の状況を築くことができたのです。

「予防歯科」の肝

ここで改めて、歯科衛生士についても説明させてください。

歯科衛生士とはどういう仕事をするのか？

日本歯科衛生士会のホームページで、次のようにわかりやすく説明されています。

・歯科衛生士の仕事とは

歯科衛生士は、歯科疾患の予防及び口腔衛生の向上を図る（歯科衛生士法第1条）ことを目的として、人々の歯・口腔の健康づくりをサポートする国家資格の専門職です。

そして、これも日本歯科衛生士会のホームページによれば、人が歯を失う原因の90％が「虫歯」と「歯周病」で、国民の多くが罹患《りかん》している。

つまり、虫歯と歯周病を予防することができれば、自分の歯を一生保つことができる。

その際に、歯・口腔の疾患を予防する処置として、「フッ化物塗布」等の薬物塗布、歯垢（プラーク）や歯石など、口腔内の汚れを専門的に除去する「機械的歯面清掃」など、予防的な医療技術があり、歯科衛生士は、このような歯科予防処置の専門家ということになります。

私がいい歯科衛生士さんを雇うことに拘《こだわ》ったのは、まさに、こういうことでした。つまり、いい歯科衛生士さんがいなければ、いい「予防歯科」はできないんです。文字通り、「予防歯科」の肝が歯科衛生士さんなんですね。

しかし、今、これだけ必要とされている歯科衛生士さんは、歯科医院の増加や、そもそもが国家試験であるためにハードルが高いということもあり、慢性的に不足しているのが現状です。

また、これも「歯科医院あるある」なのですが、歯科衛生士さんは専門職であるにもかかわらず、どうしても空き時間に助手としての仕事や、雑用をしなくてはいけないという実情もあります。

そういう状況の中、当院では、最高の歯科衛生士さんを4人も雇うことができたのは、
運も味方したのだと思っています。

雇用はインスピレーション

当院を知る人からはよく、どうしてそんなに素晴らしいスタッフを集められたのかと聞かれます。

歯科衛生士さんはもちろんですが、助手さん、受付の人、全てがいいチームワークで、それぞれの持ち場で実力を出し切るのが、当院のスタッフの特徴です。

そのスタッフを雇うかどうかで、最初にお会いするのが面接です。

私の判断がとても速いので、スタッフからも不思議がられています。

答えは簡単です。

私の面接は、募集をかけ、その電話がかかってきたところから始まっています。

電話がかかってくると、まず、私は受付で対応を聞くんです。

「どうだった?」

スタッフも、その時の印象があまりよくないと、そういう風に答えます。
さらに、面接の当日。

来た時に靴を揃えるか。
5分前にちゃんと来るか。
来た時に本を読んでないか。
もちろん、服装もあります。

こんなところは、もう、面接の前に確認しています。
そして、面接が始まります。
まず確認するのは、履歴書の書き方ですね。
ちゃんと普通に埋めているか。
何回も転職したりしていると、やはり少し疑問符が付きます。

もちろん、応募した動機や意気込みを聞きます。

やる気のある人でしたら、ちゃんと当院のホームページを見ますよね。

あとは、今日面接に来るにあたって、どんな準備をしてきたかです。

ホームページもそうですが、当院のYouTubeも見てきていれば、評価は高くなります。

意外と見てこないんですよね……。


最後に、この歯科医院にどういう貢献ができるかもお聞きします。

歯科衛生士さんは、職能が決まっているので答えやすいですが、助手さんとかになると、なかなか答えられない人も多いですね。


当然、今いるスタッフは、こういうことをみんなクリアしています。

正直、なんでこんなにいいスタッフばかり集まってしまったんだろうと……。


もちろん、勘もあります。

実際、雇用してみてダメだったら、すぐ言います。

「申し訳ないんだけど、ちょっとこういうところが、まだ合わないみたいなんだけど」と、もうダメなものは、すぐ。

経験上、最初にこの人どうなのかなと思って雇用すると、結局その気になったところで辞めるんですよ。だから、僕と合わないなと思ったらもう雇用しないです。

結局、インスピレーションなんですよ。

昔は人がいなかったから、来たらそのまま雇ったんです。それがある時期、どんなに厳しくても、思った人が来るまで我慢するようになりました。

今まで、人でいっぱい苦労してきたから、誰でもいいやじゃダメということに気がついたんですね。

そのおかげで、何度も言うようですが、本当にいいスタッフが揃ってくれた。

そうなると、どうなるか？

今度は、自然と医院が人を選ぶようになるんですね。

前にも、やはり歯科衛生士さんが見学に来られたのですが、うちの能力のある歯科衛生士さんたちの動きを見て、とんでもないところに来ちゃったなと……。

もうご自分の方から辞退してくださった。

おかげ様で今、患者さん、スタッフさん、そして当院。

三者がそれぞれに求め合い、高め合うことで、素晴らしい治療関係を構築することができているんだと思います。

本当に感謝をしないといけないですね。

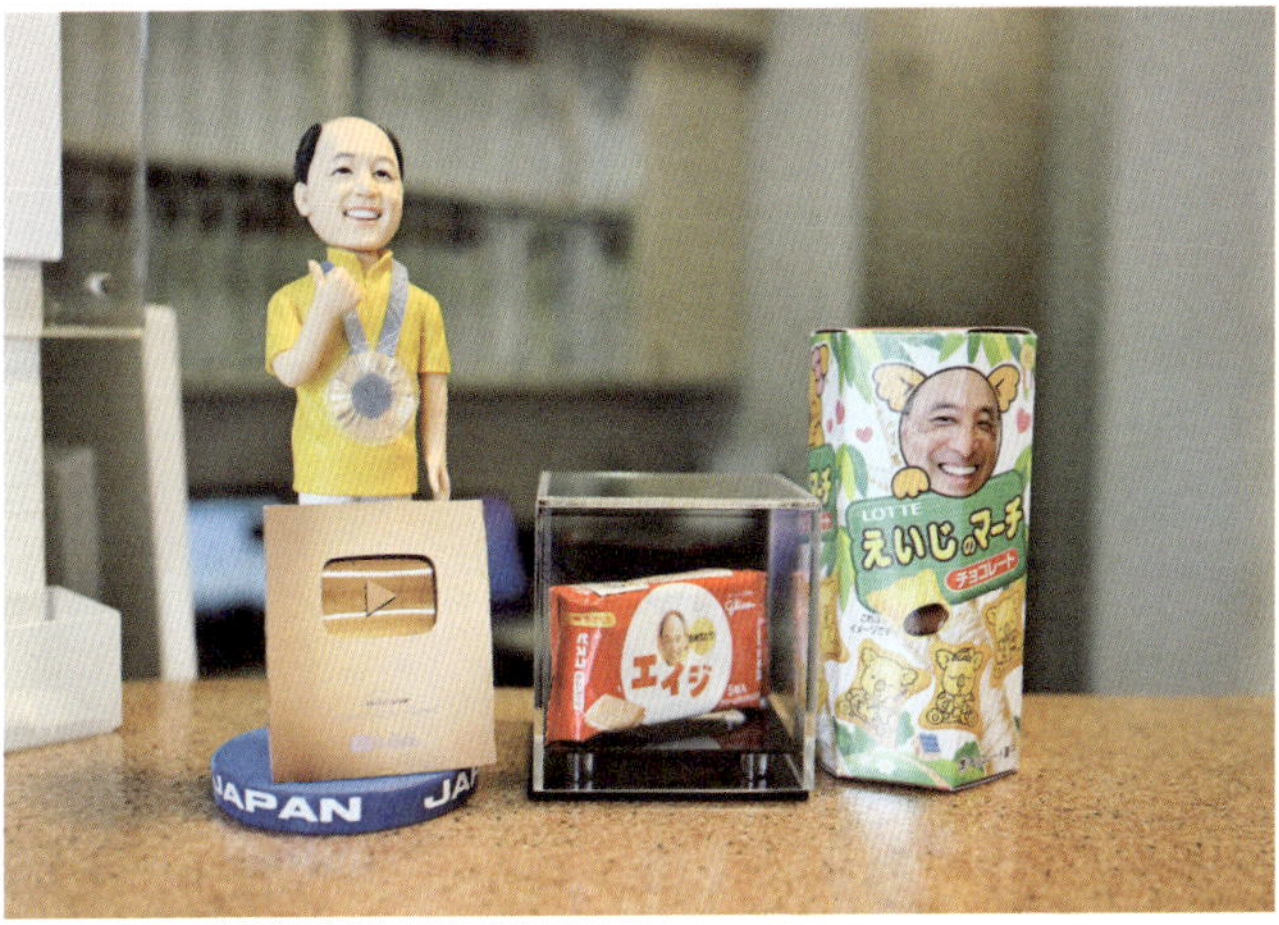

毎年、原先生の誕生日には、スタッフから心を込めた手作りのプレゼントが贈られる

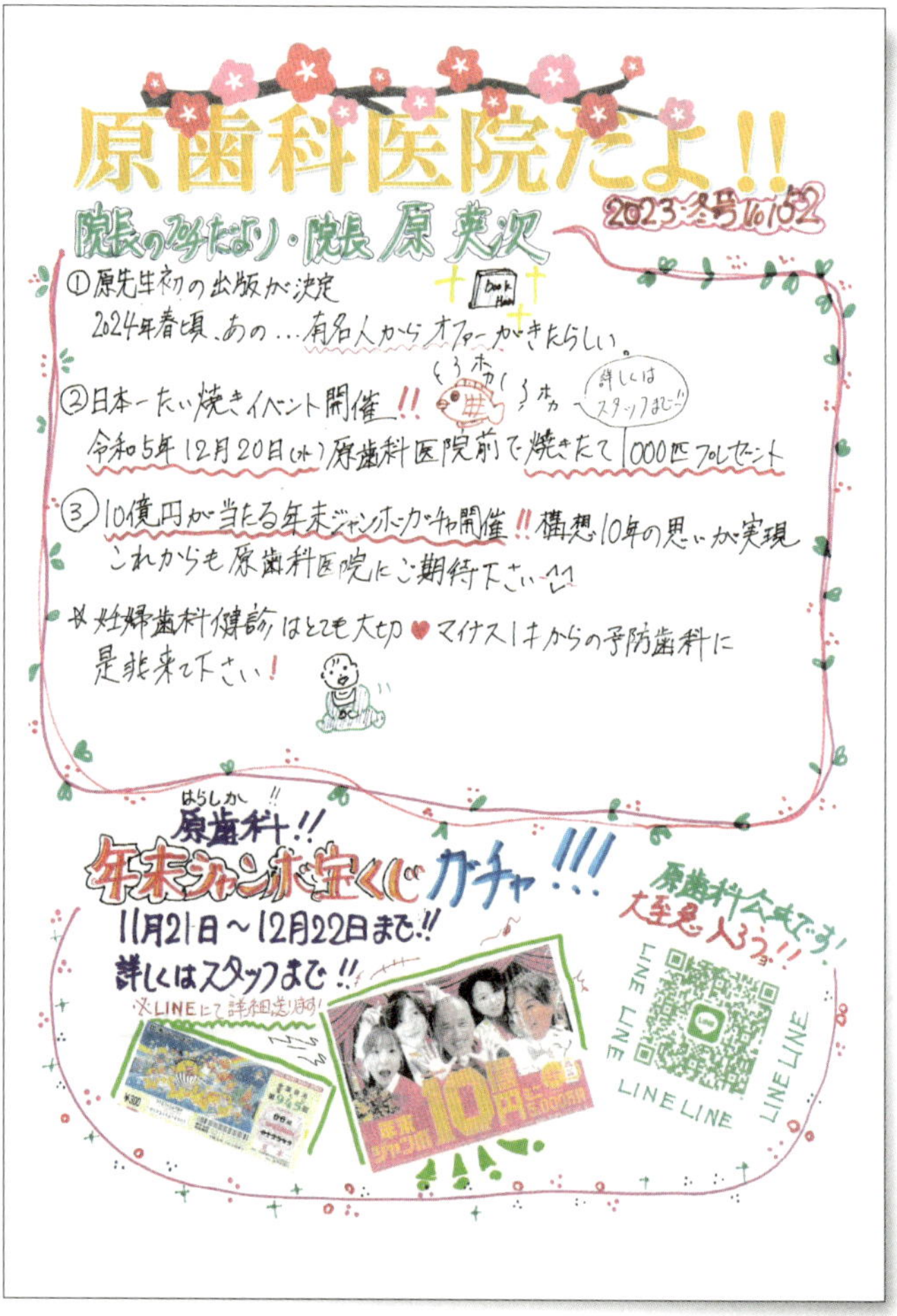

原歯科医院だよ!!

2023・冬号 No.152

院長の孫たより・院長 原英次

① 原先生初の出版が決定
2024年春頃、あの…有名人からオファーがきたらしい。

② 日本一たい焼きイベント開催!!
(ほかほか ほか 詳しくはスタッフまで!!)
令和5年12月20日(水)原歯科医院前で焼きたて1000匹プレゼント

③ 10億円が当たる年末ジャンボーガチャ開催!! 構想10年の思いが実現
これからも原歯科医院にご期待下さい

※ 妊婦歯科健診はとても大切♥ マイナス1才からの予防歯科に
是非来て下さい!

原歯科《はらしか》!!
年末ジャンボ宝くじガチャ!!!
11月21日～12月22日まで!!
詳しくはスタッフまで!!
※LINEにて詳細送ります!

原歯科公式です!
友達追加してネ!!

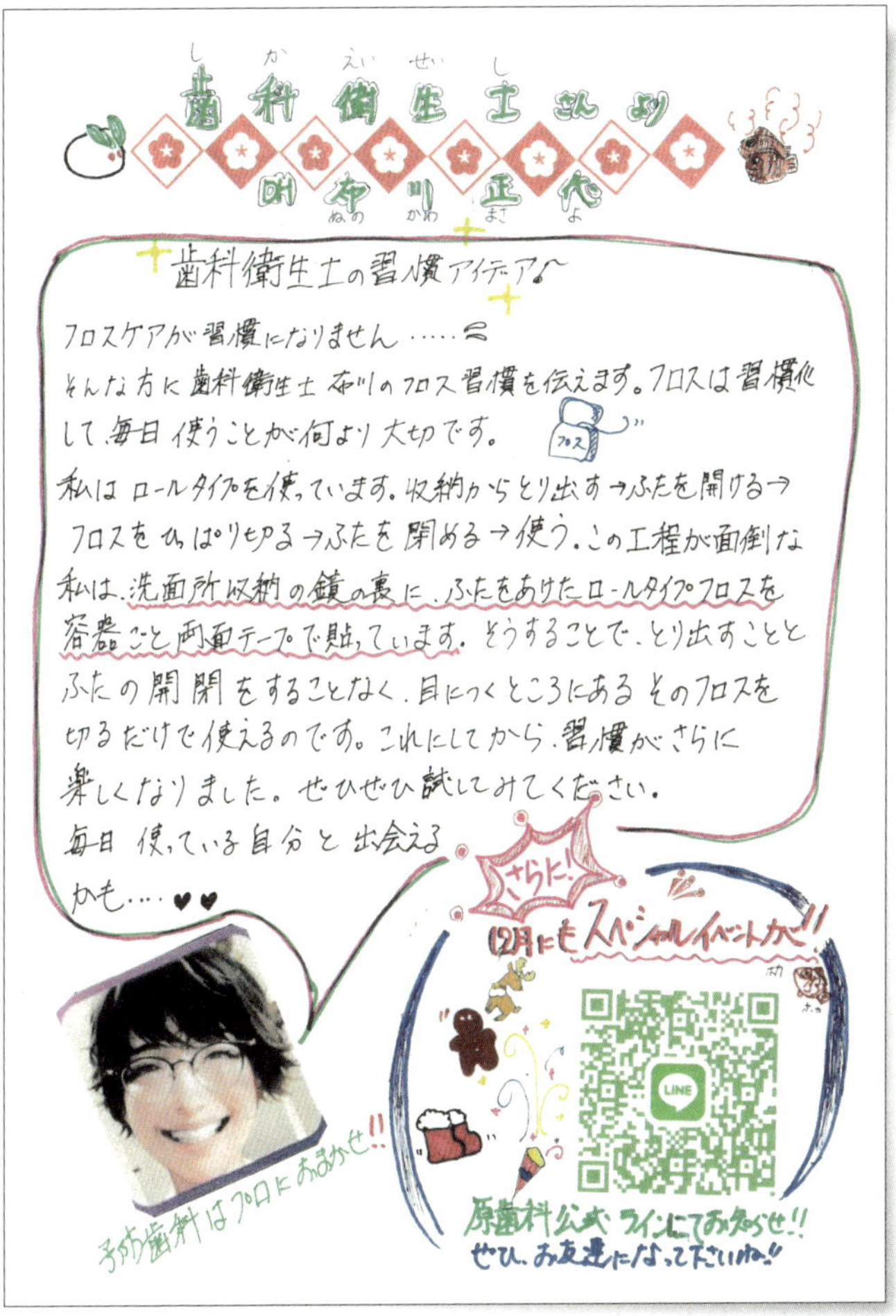
歯科衛生士《しかえいせいし》さんより
布川《ぬのかわ》正代《まさよ》
歯科衛生士の習慣アイデア♪

フロスケアが習慣になりません……

そんな方に歯科衛生士布川のフロス習慣を伝えます。フロスは習慣化して、毎日使うことが何より大切です。

フロス
私はロールタイプを使っています。収納からとり出す→ふたを開ける→フロスをひっぱり切る→ふたを閉める→使う。この工程が面倒な私は、洗面所収納の鏡の裏に、ふたをあけたロールタイプフロスを容器ごと両面テープで貼っています。そうすることで、とり出すこととふたの開閉をすることなく、目につくところにあるそのフロスを切るだけで使えるのです。これにしてから、習慣がさらに楽しくなりました。ぜひぜひ試してみてください。

毎日使っている自分と出会えるかも……

さらに!

12月にもスペシャルイベントが!!

予防歯科はプロにおまかせ!!

原歯科公式ラインにてお知らせ!!

ぜひ、お友達になって下さいね!!

原歯科医院だよ!!

院長のプチだより．院長 原英次

2023・秋号 No.151

一生自分の歯で食べていくには!!!

あまり、知られていませんが、同じ歯は平均して4回しか治療ができません。治療後のかぶせ物（銀歯）の寿命は平均で8年と言われていますので、20代で1回目の治療を行ったとすると8年×4回で32年です。つまり50代を過ぎると急激に歯を失ってしまいます。日本の歯の残存平均データとぴったり合います。80歳の日本人の平均残存歯数は9本と言われていますが歯科先進国のスウェーデンでは、80歳で20本以上の歯が残っています。スウェーデンは、むし歯になったら削って詰めるとともに、むし歯の原因をしっかりと取り去る医療を行っているからです。ブラッシングを徹底的に指導したり、むし歯を予防することに力を入れています。当院も、むし歯や歯周病になる前に予防していく『予防歯科』に本気で取り組んでいます。

自分自身の歯で一生過ごせるように原歯科医院と一緒に『予防歯科』をしていきましょう。

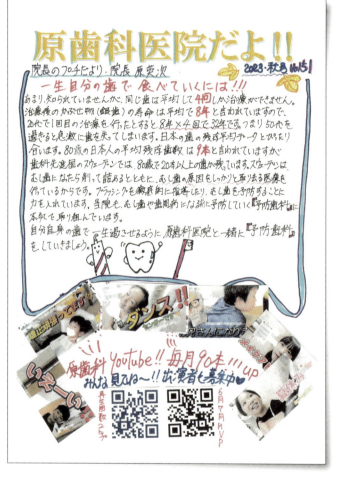

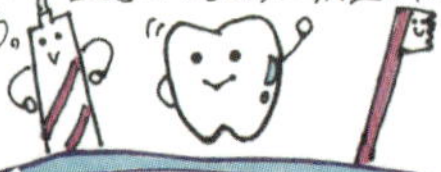

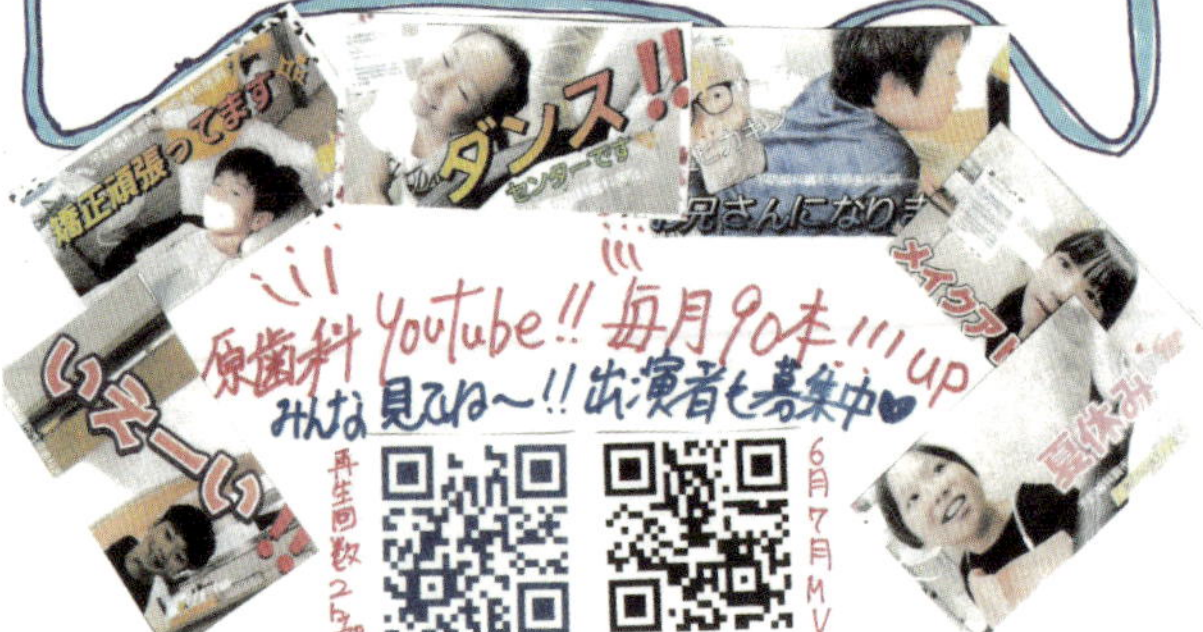

原歯科YouTube!! 毎月90本UP

みんな見てね～!! 出演者も募集中

再生回数1位

6月7月MVP

歯科衛生士さんより ◎DH 布川正代◎

～慢性炎症で老化!～

活性酸素がひきおこす酸化《さんか》。余分な糖と体のタンパク質がくっつく糖化《とうか》。そして慢性炎症が老化の大きな原因と言われています。慢性炎症**とは**・・・

痛みがほぼなく、ジワジワと確実にすすむ炎症のことです。
歯科部門の慢性炎症の代表格といえば歯周病です。
この慢性炎症を改善させるには

『擦過(さっか)＝的確にしっかりこすること』が大切です

その方法を歯科衛生士は知っています。
ハブラシ・フロス・歯間ブラシを使って、毎日擦過(さっか)することで慢性炎症は、改善の可能性があります。若さを日々の習慣で保っていきましょう。

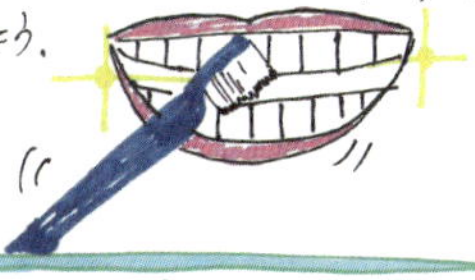

2023・リフティング大会
今年は特に熱い!
入賞された方、おめでとうございます!! 来年もまたみなさんチャレンジしてね!!!

またまだ暑さが続きます!
秋というより残暑が…!
これから時期は、肺と腸を労いましょう!! 食べものでは
レンコン・大根・長ネギ・玉ねぎ・しょうが!サトイモ・こんにゃく等
豚汁がおススメですよ!!

あとがき

35年歯科医をやってきて、明確にわかったこと。

それは、予防をやると、歯周病にしても、虫歯にしても、確実に治療回数が減るということです。

昔は予防をしていないですから、3年に1回とか治療にくるのですが、炎症反応があって、ちょっと触るだけで、みんな血だらけでした。

本当に、えっ？　と思うぐらい。

今では考えられないですが、それが普通だったんです。

3年に1回治療に来て、治療して、また3年後に治療をして……。

予防をしていれば、10年に1回で済みます。

当院に子どもの頃から当院に通っていた歯科衛生士さんは、3姉妹とも、いまだに虫歯がありません。
そのお子さんも虫歯ゼロです。
ちゃんと、結果も出ているんですね。

歯の体積というのは、だいたい決まっていますから、一生の間に何回治療できるかも、決まっています。
なるべく削る治療をなくせば、歯はもつんです。

本文でも触れましたが、今、「医科歯科連携」ということが言われ、健康寿命を延ばすためには、口内、つまりは歯の健康維持が必須であると考えられています。

その意味でも、早くに予防に振り切った私の選択は正しかったと自負しています。

かといって、私の性格もあるのですが、堅苦しい医院にはしたくなかった。歯医者なのに、チョコレートのつかみ取りを催すくらいですから。

利益率に直結する「時間」については厳しくしていますが、院内の雰囲気などは、本当に、お子さんは友達の家に遊びにくるくらい、お母さんは美容院に通うくらいのオープンなものにしています。

クリーニングなどの指導も、決して厳しくはせず、6〜7割くらいできていればOK。

根を詰めるのではなく、継続できることが一番重要と考えているからです。

どうか、みなさんには、この先の長い人生を気持ちよく生きていくためにも、是非、歯を大切にしてほしいと思います。

最後になりましたが、この本を手に取ってくださったみなさまには、心から感謝いたします。

ありがとうございました。

2024年9月吉日

原歯科医院院長　原 英次

原歯科医院ホームページ

原歯科医院
YouTubeチャンネル

原 英次《はら えいじ》

1990年東京歯科大学卒業
卒業後すぐに父の後を継承し、4代目原歯科医院院長に就任。

生まれも育ちも東京都調布市で、地域医療に密着した歯科医院を35年間継続経営し、予防歯科に特化した歯科医院を完成させ、歯科医師1人で現在年間1万2000人が原歯科医院予防歯科に来院するようになる。

また経営面では利益率60%を達成しスタッフと患者さんに還元している。

「原歯科医院YouTubeチャンネル」のチャンネル登録者が、2024年7月に100万人を超えた。

パパ、僕歯医者さんに行ったらYouTuberになれたよ
～利益率60%の歯医者の作り方

2024年10月7日 初版発行

著者　原 英次
発行者　鴨頭 嘉人

発行所　株式会社 鴨ブックス
〒170-0013 東京都豊島区東池袋 3-2-4 共永ビル7階
電話：03-6912-8383
FAX：03-6745-9418
e-mail：info@kamogashira.com
デザイン　原 真一朗（Isshiki）
撮影　蔦野 裕
編集協力　泉 元太郎
校正　株式会社 ぷれす
印刷・製本　株式会社 シナノ パブリッシング プレス

ISBN978-4-910616-14-8